Fe Reichelt

Tanz der Wandlungen

Fe Reichelt fand über die chinesische Philosophie und den Ausdruckstanz zur Tanztherapie. Der Bezug des Buchtitels »Tanz der Wandlungen« zum »Buch der Wandlungen« (I Ging), übersetzt und kommentiert von Richard Wilhelm, ist nicht zufällig: Energien, motiviert durch den momentanen Seelenzustand, die zu einem Tanzausdruck führen, sind verkörperte Urkräfte, die – wie im I Ging beschrieben – das menschliche Leben bestimmen.

Als Patenkind von Richard Wilhelm im Pekinger Elternhaus im Geist altchinesischer Lebensweisheiten aufgewachsen, wurde Fe Reichelt das »Leben aus der Mitte heraus« selbstverständlich. Der Drang zu Bewegung und Tanz führte sie zu Mary Wigman. Die Neugier auf den psychologischen Hintergrund der Gefühle ließ sie erst Philosophie und später Psychologie studieren und die innere Verbindung zu C. G. Jung, einem nahen Freund Wilhelms, finden. Von dort war der Schritt zur Tanztherapeutin nicht mehr weit.

Fe Reichelt, 1925 in Peking geboren und aufgewachsen. Meisterschülerin und Pädagogin bei Mary Wigman. Studium der Heil- und Sonderpädagogik; lebte von 1978 bis 1997 in Frankfurt am Main, wo sie die Tanz- und Theaterwerkstatt gründete. Seit 1997 arbeitet sie als Tanztherapeutin in Berlin. Sie bietet Einzel- und Gruppentherapie sowie Fort- und Weiterbildungen an. Mitbegründerin des Frankfurter Instituts für Tanztherapie e.V. (FITT) und Lehrtherapeutin des Berufsverbandes der TanztherapeutInnen Deutschlands e.V. (BTD). Bei Brandes & Apsel sind erschienen: *Ausdruckstanz und Tanztherapie* (6. Aufl.), *Atem, Tanz und Therapie* (2. überarbeitete Aufl.), *Atemübungen – Wege in die Bewegung*

Fe Reichelt

Tanz der Wandlungen

Brandes & Apsel

Auf Wunsch informieren wir regelmäßig über das Verlagsprogramm:
Brandes & Apsel Verlag, Scheidswaldstr. 33
D-60385 Frankfurt am Main
E-Mail: brandes-apsel@doodees.de
Internet: www.brandes-apsel-verlag.de

1. Auflage 2005

Lektorat: Volkhard Brandes, Frankfurt am Main
Umschlaggestaltung: MDDigitale Produktion, Petra Sartowski, Maintal
Bildnachweis Umschlag und Innenteil: S. 143
DTP: Angelika Wedel, Wiesbaden
Druck: Tiskarna Ljubljana d. d., Ljubljana, Printed in Slovenia
Gedruckt auf säurefreiem, alterungsbeständigem und chlorfrei gebleichtem Papier

Bibliografische Information *Der Deutschen Bibliothek:*
Die Deutsche Bibliothek verzeichnet diese Publikation in der Deutschen Nationalbibliografie; detaillierte bibliografische Daten sind im Internet über http://dnb.ddb.de abrufbar.

ISBN 3-86099-809-9

Inhalt

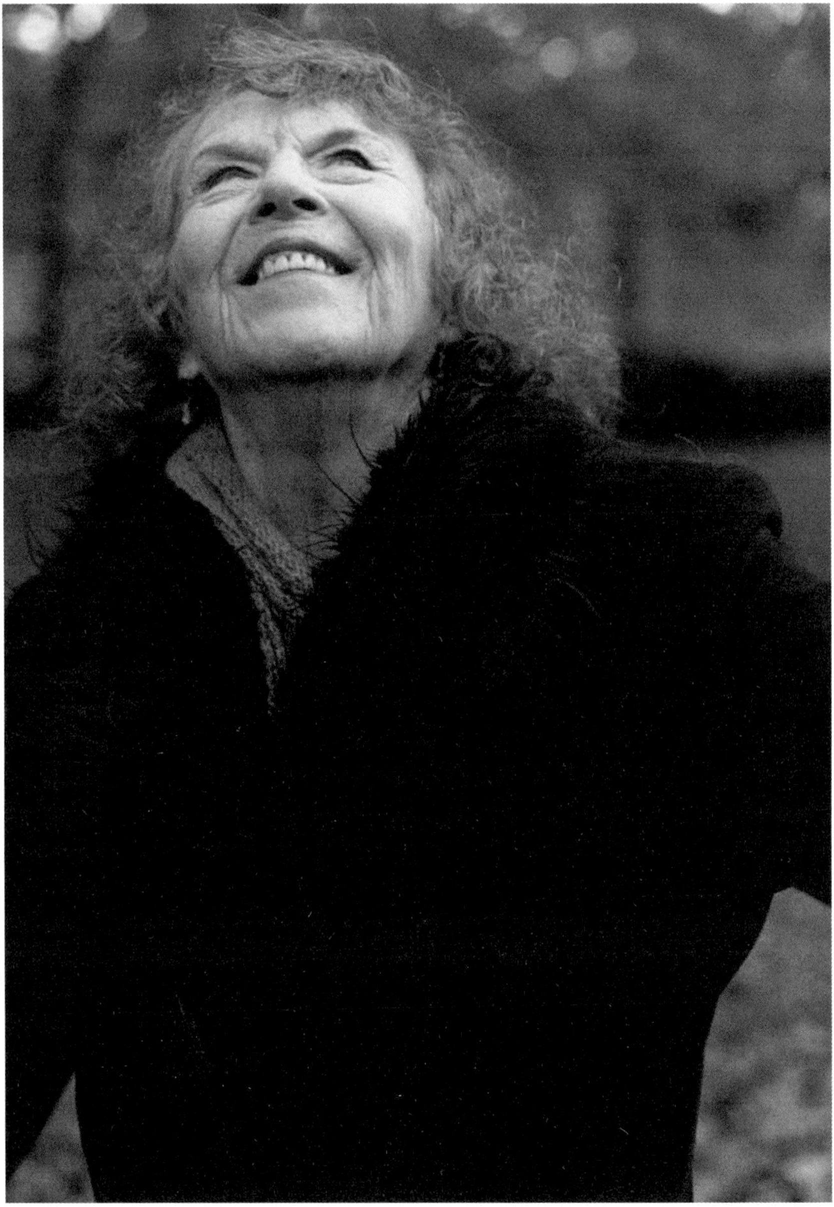

Vorwort

Die Jahre vergehen. In jedem Jahr hinterlässt jeder Tag, jede Stunde eine Spur von Gelebtem, Kampf und Geschenk, Schwierigkeiten und Überwindungen, Begegnungen und Beziehungen.

Das Eindringen in Problematiken und die Neugier auf Entdeckungen lassen die Zeit wie im Fluge vergangen erscheinen. Ich fühle: Es wird Zeit, noch einige wichtige Gedanken aufzuschreiben, Gedanken, die mein Werk abrunden sollen.

Seit meinem letzten Buch »Atemübungen – Wege in die Bewegung« sind zwölf Jahre vergangen. Zwölf Jahre, in denen ich in meiner praktischen Arbeit steckte, in denen ich neue Entdeckungen machte und ihnen nachging; zwölf Jahre, in denen ich vieles hinterfragte und weiter entwickelte. Ich merkte, dass es nicht genügte, nur Notizen zu machen, sondern dass es notwendig wurde, systematisch meine Arbeit zu überdenken. Ich bedauere, dass ich nicht kontinuierlich aufgezeichnet habe, denn eine kreative Arbeit bringt es mit sich, dass daraus immer wieder überraschende Erlebnisse und faszinierende Entdeckungen folgen. Nicht gleich notiert, versinkt manches jedoch schnell wieder im Vergessen.

Aus eigener Erinnerung weiß ich, wie sehr ich am Anfang meines Wagnisses, freien Ausdruckstanz anzubieten, dringend einer guten Struktur bedurfte, um Vorhaben beginnen und anleiten zu können. Ich erarbeitete mir einige Gedächtnisstützen; ich suchte in Büchern Hilfen und erinnere mich, dass mir plötzlich ein Werk von Rosemarie Haselbach in die Hände fiel, das mir Schlüsssel und Stütze wurde für meine eigenen Gehversuche. Dann, gewissermaßen in Gang gebracht, bin ich bald auf eigenen Füßen gestanden. In diesem Sinne könnte vielleicht auch mein hier vorliegendes Buch für einige schöpferisch Suchende Bestätigung oder Muster werden für das eigene Entdecken. Eine Grundeinstellung meines Lebens, meiner Vermittlung wie meiner therapeutischen Tätigkeit besteht darin: Ich zeige mich dir, ich bin da und ich lasse dich. Wenn ich dir helfe, helfe ich dir, dir selbst zu helfen, so dass du da sein kannst. So einfach ist das, obwohl bekanntermaßen das Einfache nicht immer das so ganz einfach zu Machende ist. Dieses Geheimnis zu entdecken, möchte ich spannend nennen, und in diesem Sinne erhoffe ich für meine Leserinnen und Leser eine spannende Lektüre.

Zu Beginn möchte ich kurz Aufbau und Zielsetzung des Buches umreißen. Durchgängig wird sich ein Grundprinzip zeigen und bestätigen. Die Wiederholungen, die dabei mitunter auftreten, sind beabsichtigt und können immer wieder neu von verschiedenen Gesichtspunkten aus das Prinzip bestätigen. Das ermöglicht, dass das Gelesene (oder Erprobte) für jede/n auf eigene Weise Eigentum werden und weitere eigene Entwicklung anregen kann. Doch welche Grundprinzipien tun sich auf? Und was sind die Grundlagen meiner Arbeit am Tanz?

- Wir sind Geschöpfe zwischen Himmel und Erde. Wir sind mit Himmel und Erde verbunden und ein Teil der Schöpfung von Elementen, Pflanzen und Lebewesen, mit der belebten Umwelt verbunden und auf sie angewiesen.
- Wir haben eine menschliche Gesamtentwicklung, wir haben eine Familiengeschichte und wir haben eine individuelle Entwicklung.
- In der Besinnung ist immer die momentane körperliche und seelische Verfassung vorrangig.
- Um Raum für die Besinnung zu erhalten, steht als Wichtigstes an: Abfuhr, Abgeben, Loslassen, Ausatmen, Leerwerden.
- Vorhandene oder verlorene Mitte (von der eigenen Körpermitte und von der seelischen Sammlung aus) ist herzustellen in der Grundverbindung zur Kraft aus der Erde, aus der wir geboren wurden und in die unser Körper zurückkehrt.
- Sowohl im Körper als auch im Prinzip des Lebens ist die Verbindung von unten her aufgebaut. Entlang der Chakren öffnet sich – von unten her sich belebend und ständig ergänzend – der Fluss der Energie bis zur völligen Öffnung, bis in die Verbindung zum Himmel, der die Erde ergänzt.
- Es gibt eine Dreiteilung des Raums, der offenbar von jeher der menschlichen Vorstellungsweise entspricht. Sei es in den Grundprinzipien der Religionen und Mythologien, in der Psychologie bei den Begriffen der Ich-Instanzen, in den menschlichen Vorstellungsweisen und Grundgefühlen. Hier sind körperbezogene Unter-

schiede in der Bedeutung der Kraftquellen vorhanden, denen wir uns spontan zuwenden: Unterschiede zwischen der nährenden Erde, dem helfenden Himmel oder der frontalen Begegnung.
- Im Tanz gelten die Orientierungen: unterer Tanzraum, mittlerer Tanzraum und oberer Tanzraum. Das Bewegungsvokabular von Rudolf von Laban bedient sich mit Selbstverständlichkeit dieser Begriffe.

Zunächst möchte ich auf folgendes Phänomen hinweisen: Vor jeder Benennung gab es bereits den Menschen, doch die Benennung schafft erst die bewusste Erklärung und Klärung seiner Bedeutung. Für das komplexe Gebilde Mensch sind immer wieder Benennungen geschaffen worden auf dem Gebiet der Religionen, der Philosophien, der Psychologien (so erweiterte beispielsweise C. G. Jung die Entdeckungen Sigmund Freuds und veränderte dabei auch die Sprache). Die Kunst als Medium und Äußerungsform hat ebenfalls auf verschiedene Weise ihre jeweiligen Formen und Benennungen erhalten. Da ist die ewig ungelöste und nicht zu lösende Frage: Was war (ist) zuerst: Tat – Wort; Himmel – Erde; Huhn – Ei; Mann – Frau; eine endlose Reihe sich bedingender Grundprinzipien könnte folgen.

Die Benennungen sind jeweils menschlich, auch wenn sie durch Eingebungen, Geistesblitze und Visionen göttlicher oder dämonischer Natur entstanden sein mögen. Sie werden zur Geschichte und müssen immer wieder neu gefunden werden aufgrund immer neuer Erscheinungsweisen. Zuerst ist das Lebewesen da, dann unsere Benennung. Das Lebewesen hat sich nicht nach den Benennnungen zu richten, sondern die Benennungen werden gefunden infolge sich ständig verändernder Tatsachen. Ein Mensch muss sich weder in vorgegebene Kategorien einordnen, noch sollte er in eine bestimmte Schublade gesteckt werden (was leider durch Vor-Urteile allzuoft geschieht). Dabei dienen die historischen Benennungen durchaus als Wegweiser. Eine Straße, die einmal gefunden wurde, ist nicht plötzlich verschwunden, kann aber, da einiges gewachsen ist, möglicherweise eine zusätzliche Bezeichnung vertragen. Doch welchem Wegweiser wir vorrangig folgen, muss jeweils neu und wach entschieden werden. Das bedeutet, um wieder auf die zuvor genannten Grundlagen zu sprechen zu kommen: Bei jeder Besinnung ist eine nicht zu unterschätzende Intuiton gefragt, um die momentane körperliche und seelische Verfassung, sowohl die eigene als auch die der anderen, neu und unvoreingenommen wahrzunehmen. Den eben genannten Satz möchte ich noch einmal wiederholen, weil er mir besonders wichtig ist: Welchem Wegweiser wir vorrangig folgen, muss jeweils neu und wach entschieden werden.

Dieses Buch versteht sich als Ergänzung zu meinen bereits erschienenen Werken. Es sind »Ergänzungen« eines langjährigen tanztherapeutischen Wegs. Schon der Titel verweist auf den Bezug zum »Buch der Wandlungen«. Als Patenkind von Richard Wilhelm und im Pekinger Elternhaus aufgewachsen im lebendigen Geist altchinesischer Lebensweisheiten, wurde mir das »Leben aus der Mitte heraus« selbstverständlich. Doch als Kind jener Zeit spielte sich in mir in der Auseinandersetzung mit familiär-, kultur- und zeitbedingter Körperlichkeit und Atmung ein eigener Erfahrungsprozess ab. Der Drang zu Bewegung und Tanz führte mich später zu Mary Wigman, die Neugier auf den Hintergrund ließ mich früh Philosophie und später Psychologie studieren und die innere Verbindung zu C. G. Jung finden, der ja ein naher Freund Richard Wilhelms gewesen war. So liegen die Wurzeln dieser langjährigen leidenschaftlichen Ergründung bereits in meiner frühesten Kindheit, und alle seither betretenen Wege ergeben bis ins heutige tägliche Entdecken hinein mehr und mehr einen Sinn.

Was den Buchtitel spontan entstehen ließ, war die Einsicht, dass immer deutlicher wird, dass sich im Tanz – im authentischen Ausdruckstanz – strukturell die gleichen Regeln und Erscheinungsformen herausbilden, wie dies im »I Ging«, dem »Buch der Wandlungen«, geschieht. Das Grundphänomen des sich fortwährend wandelnden Lebens, im Sinne von lebendigem Fluss, vollzieht sich stets im Jetzt, im vollen Bewusstsein des Augenblicks. Die Energien, die zu einem betimmten Tanzausdruck führen, motiviert durch den momentanen Seelenzustand, sind letztlich die gleichen verkörperten Urkräfte wie im I Ging und bestimmen das menschliche Leben in seinen wechselhaften Zuständen.

Diese bewusste Erkenntnis der momentanen Bedeutung einer spontanen Bewegung ist der Kern des Ausdruckstanzes und somit auch der Kern für eine deutliche Form der Gestaltung eines Tanzes. Sie ist aber auch gleichzeitig – das ist das Faszinierende – der Kern des therapeutischen Erkennens. »Ausdruckstanz« muss nicht zwangsläufig »Therapie« sein. Allerdings entstehen dort authentische Gefühle und es kann dort das Bedürfnis nach mehr Klarheit über sich und womöglich nach therapeutischer Hilfe erwachsen. Momentane Verwandlungen im Tanz können zu therapeutischen Einsichten führen mit der Chance notwendiger Veränderungen.

Die Psychoanalyse brach Anfang des vorigen Jahrhunderts die Schicht des Verborgenen auf, widersetzte sich gesellschaftlichen Tabus, leitete den Beginn einer breiten Bewusstseinswerdung ein und hatte einen wesentlichen Anteil an der wachsenden Erweiterung der Sicht auf das menschliche Sein. Sie führte über die Beobachtung körperlicher Symptome an die seelische Quelle von Unstimmigkeiten und Krankmachendem. Gleichzeitig erfuhr die Körperlichkeit eine Renaissance. Für die abgetrennte Seele wurde die Verkörperung immer wichtiger. Weltweit gewann der Körper an Bedeutung, sodass oft schon wieder das Seelische und die Gefühle verdrängt und vergessen werden. An deren Stelle treten Sport als Maximalleistung, Tanz als virtuose Form, Therapie als Fehlerbeseitigung ohne menschliche Zuwendung. Wesentliche Veränderungen brauchen aber immer lange Zeiträume, bedeuten Rück- und Fortschritte. Nie verschwinden Jahrhunderte alte Tabus plötzlich, es dauert Generationen, ehe Einsicht zur bewussten Handlung mit wirklicher Wandlung führt. Desgleichen braucht es beim Einzelnen Zeit und Geduld, Veränderungen wachsen zu lassen.

Mit C. G. Jung, seiner Erweiterung der Psychologie und seinen Gedanken über »die Wandlungen der Libido« eröffnete sich ein neues Kapitel der Psychotherapie. Wir verdanken Jung wesentliche Entwicklungen zur Tanztherapie. Indem er über den individuellen Schicksalsrahmen hinaus die tiefe archaische Verflechtung der menschlichen Seele aufdeckte, konnten sich mehr und mehr verwandte Gesetzmäßigkeiten zwischen Vorstellungen und Bildern der Seele und der jeweiligen Verkörperung offenbaren. Jung verwandte das Wort »Wandlungen« offensichtlich unter dem Einfluss von Richard Wilhelm, was für mich eine weitere Bestätigung meiner Arbeitsweise im authentischen Tanz darstellt.

Der Bogen zum Tanz spannt sich für mich auch insofern, als die

Urkräfte des I Ging – wobei die Energien jeweils aus verschiedenen Yang- und Yin-Anteilen bestehen – mit den Kriterien der Kraft, die Rudolf von Laban in seinen Grundlagen der Bewegungsforschung entwickelt hat, identisch sind. Diese Dynamik verhält sich analog den Wandlungen im I Ging. Es entstand für mich ein immer lebendigerer Umgang mit all diesen Elementen. Ein Teil meines Buches enthält Beispiele und praktische Anleitungen sowohl für individuell Übende wie für Arbeitsgruppen. Daneben gibt es einen reichhaltigen Anhang für den Einstieg zu Improvisationen.

Wichtig für die kreative wie therapeutische Arbeit aber auch vordringlich für den Alltag erscheinen mir praktische Regenerationsübungen. Im Sinne meines spezifischen Ansatzes, sensitiv und differenziert mit der lebendigen Atmung umzugehen, möchte ich hervorheben, wie sehr jede/r Einzelne für sich selbst verantwortlich ist. Zugleich möchte ich mahnen, sich genügend abzugrenzen und für sich selbst zu sorgen. Vor allem aber wende ich mich denen zu, die mit anderen Menschen zu tun haben im tanztherapeutischen Bereich, aber auch als Lehrkräfte tätig sind – sowie all jenen, die sich wo auch immer verausgaben und einem *burnout* in ihren Berufen wie in ihrem Leben ausgesetzt sind.

Die fünfzig Morgenübungen, die den Abschluss des Buches bilden, sind jedoch für alle gedacht, vom routinierten Tänzer bis hin zum körperlich Behinderten, vom Beweglichen bis zum Unbewegten. Ein systematischer Aufbau der Übungen sorgt für eine Ganzheit, für eine Ergänzung des eigenen Körpers. Alle verkümmerten, scheinbar verlorenen, mehr oder weniger vernachlässigten Körperzonen werden mit Hilfe der atmenden Energie ergänzt. Manche Übungen sind dem Yoga ähnlich, vieles ist identisch mit den Grundlagen des Qi-Gong. Ein notwendiges, zeitweise schwieriges »Spüren« in den eigenen Körper hinein wird im buchstäblichen Sinne neu aufgebaut und möglich durch eine gezielte Wiederbelebung verlorengegangener Körperlichkeit.

Das Vorwort entstand zum Abschluss meiner Arbeit am Buch. Ich habe nach chinesischer Art mit dem Ende begonnen und bin systematisch von dort nach vorne vorgerückt, so als würde ich ein Buch von hinten nach vorne lesen. Das war bei meinen bisherigen Büchern nicht der Fall. Ob es bei dieser Zusammenfassung meiner bisherigen

Lebensarbeit damit zusammenhängt, dass ich von Kindheit an die Gewohnheit habe, Bücher zuerst von hinten nach vorne durchzublättern, vermag ich nicht zu sagen. Aus den unbewussten Gefilden meiner Kindheit steigt die Erinnerung an Erwachsene auf, die die chinesischen Schriften selbstverständlich von rechts nach links lasen und schrieben. Aus denselben unbewussten Gefilden heraus hat sich mir wohl auch nach und nach die Selbstverständlichkeit meiner Arbeit und meines Lebens erschlossen.

So waren die sachlichen »Morgenübungen« das erste, das zu fixieren ich für notwendig erachtete. Und so ging es weiter – von hinten nach vorn. Hierbei sei mir eine kleine Anmerkung erlaubt. In bestimmten Abschnitten des Buchs verwende ich die Du-Form. Wenn es bei manchen Anweisungen um ein sehr persönliches inneres Spüren und Handeln geht, folgt die Ausführung keiner äußeren Anweisung, sondern einem ureigenen Impuls. So entsteht eine Art Selbstgspräch, wenn ich beispielsweise zu mir sage: »Ich gebe acht auf ...« oder auch »Gib acht auf ...!« Sicher würde ich jedoch niemals zu mir selbst sagen: »Geben Sie acht auf ...«

Ich möchte ungern in die esoterische Ecke gedrängt werden mit jenem Beigeschmack, den das Wort Esoterik für viele hat. Wenn ich Worte wie »Himmel« und »Erde« verwende, verstehe ich darunter die konkreten Begriffe aus dem I Ging und auch ihren symbolischen Charakter. Wenn ich das Wort »Mitte« gebrauche, dann meint das zwar durchaus den Begriff der inneren Ausgeglichenheit, aber eben auch konkret die Mitte des Körpers, des Rückens und des Bauchs. Und dort findet eine sachliche Arbeit statt.

Insgesamt hoffe ich, auch für Außenstehende, denen diese Arbeitsweise und der Umgang mit Atmung bisher fremd waren, verständlich genug zu sein. Zufrieden bin ich, wenn das Lesen dieses Buches Mut und Auftrieb geben kann.

Was erwartet also die (geneigten) Leser/innen oder die (neugierigen) Besucher/innen meiner Arbeitsweisen, die (auf Erweiterung bedachten) Tanzerfahrenen, die ganz einfach Lernenden (jedwelchen Grades) sei es in Tanz, Atmung oder Therapie – oder die (an Ergänzung und Vertiefung interessierten) Tanztherapeut/innen ...?

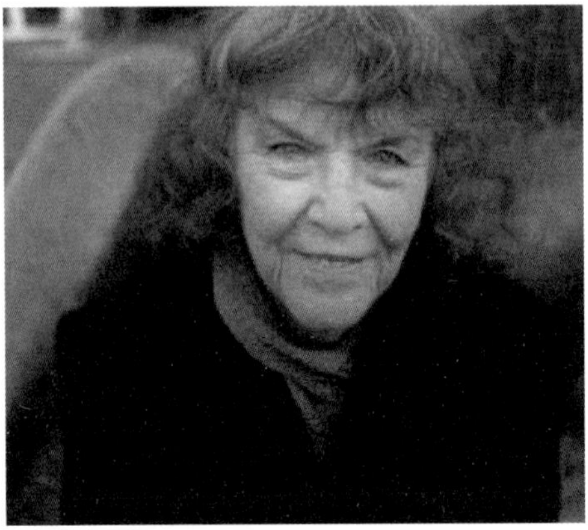

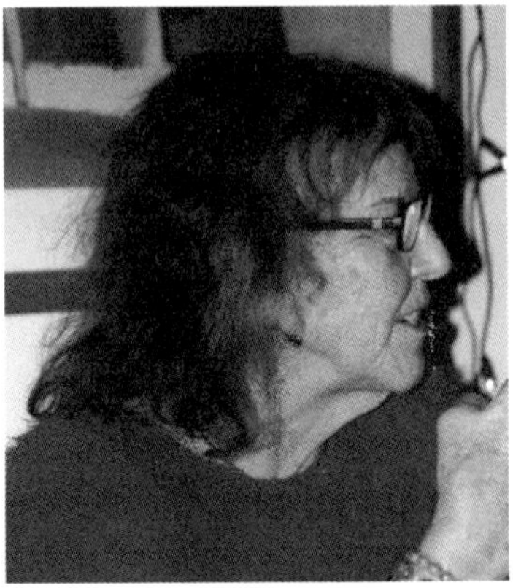

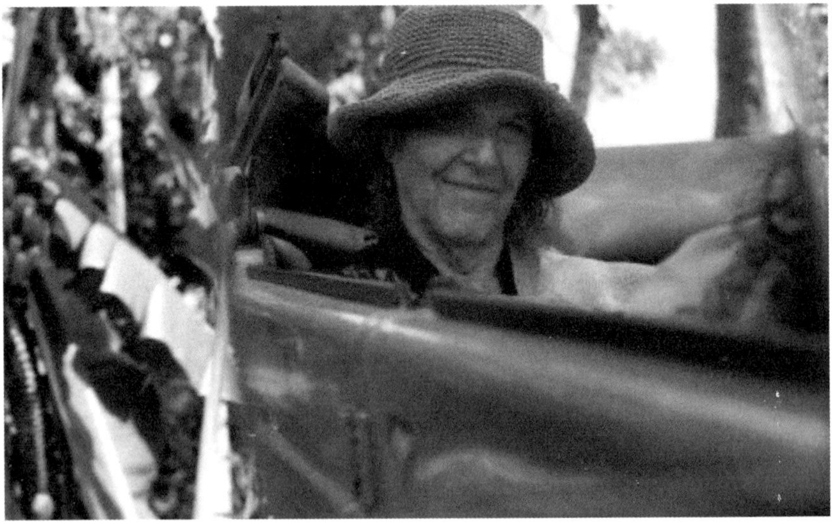

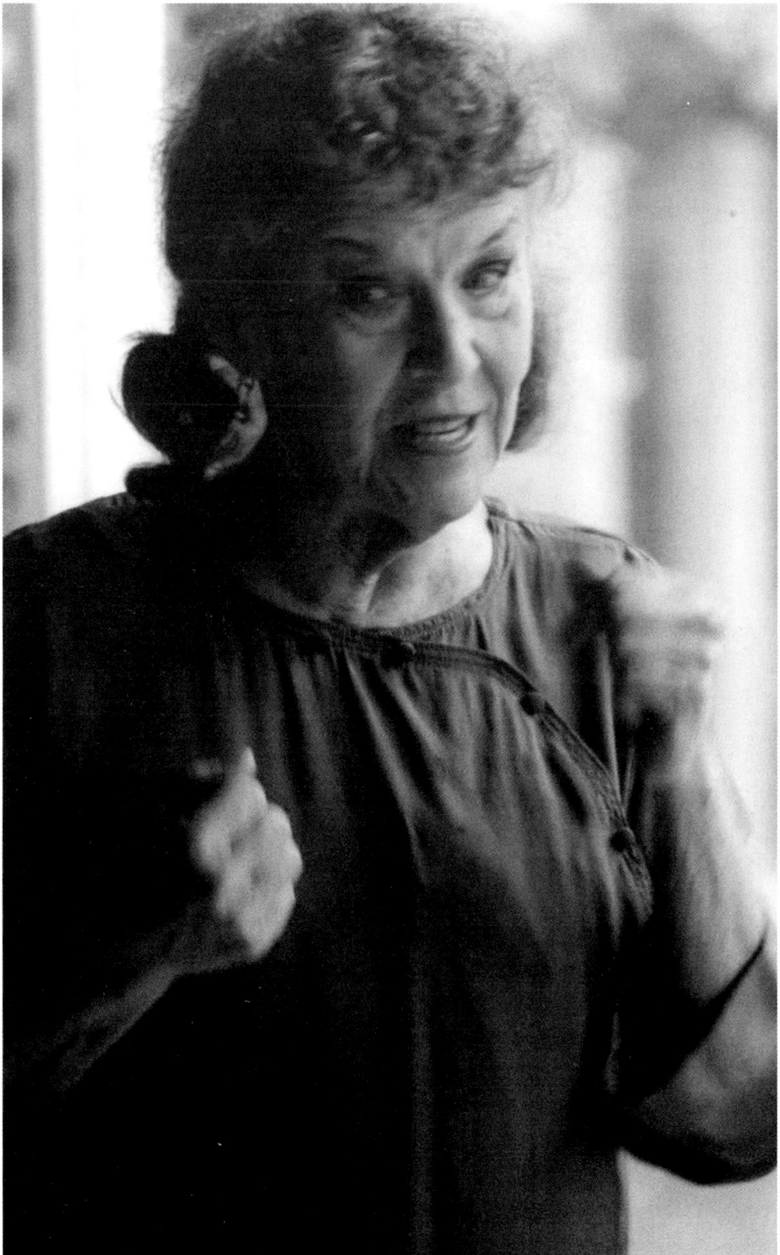

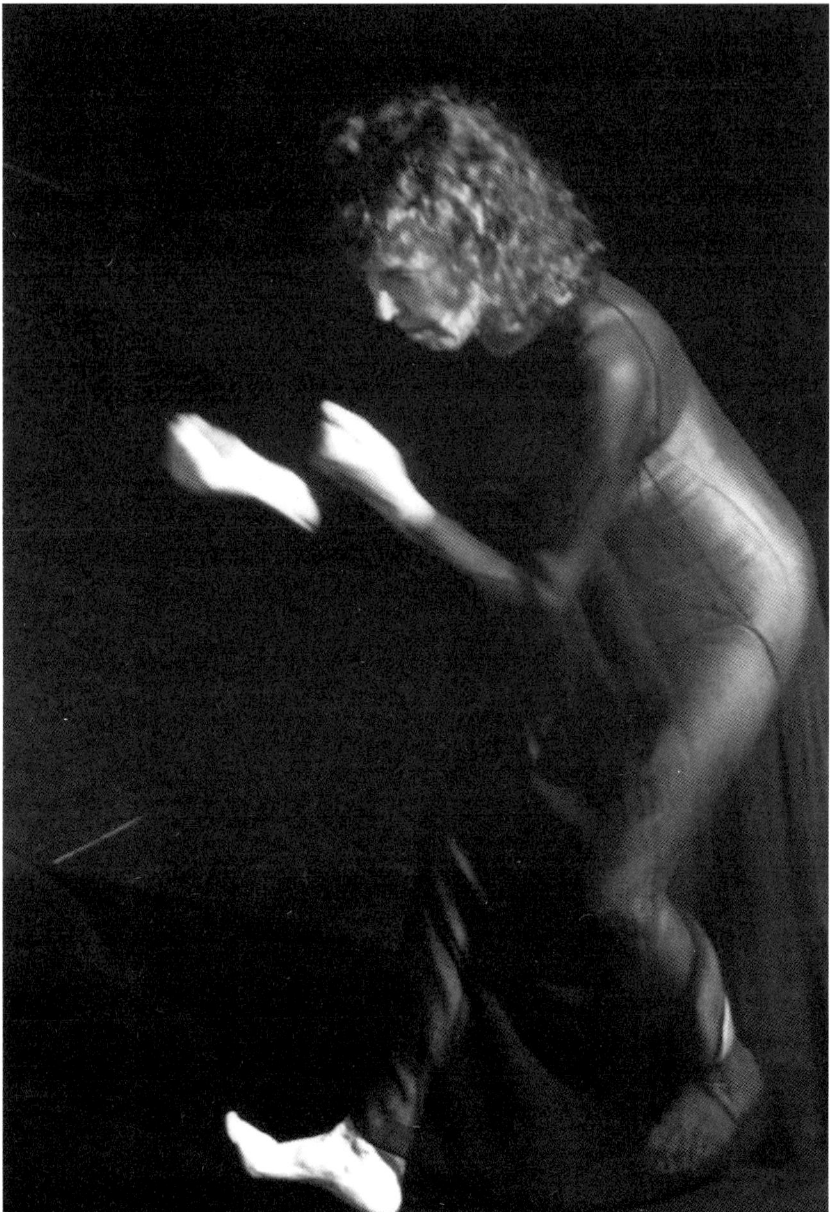

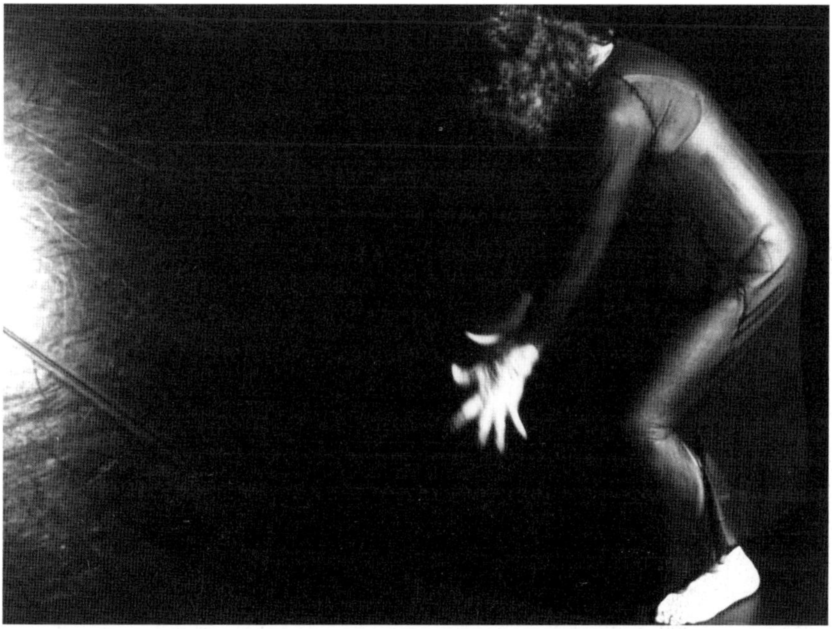

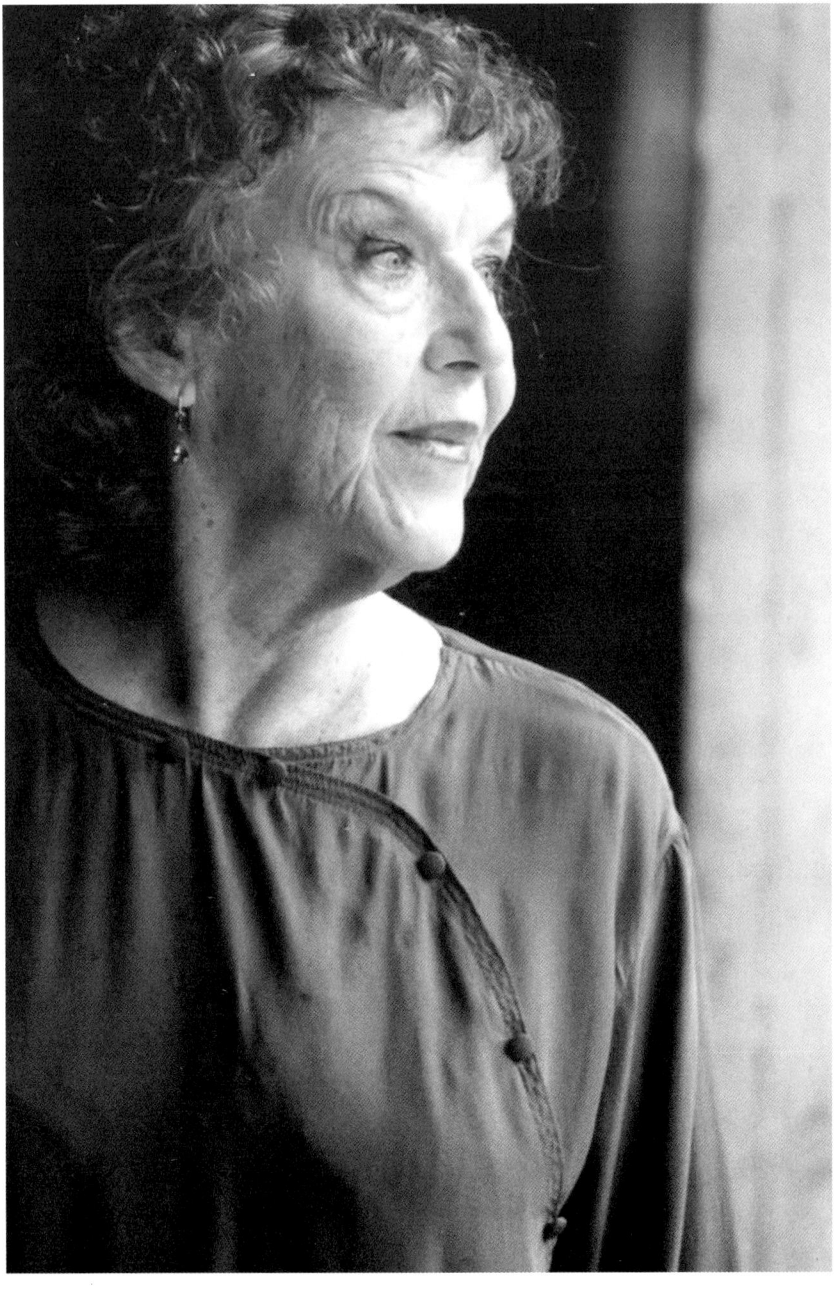

Grundsätzliche Gedanken

Tanz und Tanztherapie

Um was handelt es sich bei der von mir vermittelten Art der Tanzes, insbesondere des Ausdruckstanzes, und bei der spezifischen Form der Tanztherapie, wie ich sie praktiziere? Und um was handelt es sich NICHT? Es sollte auf keinen Fall der Eindruck von etwas Schwammigem und Unreflektiertem entstehen, denn die Begriffe meiner Arbeit und meiner Methode sind klar definiert, präsent und auf Erfahrungswerten aufgebaut. Obwohl meine Arbeit, wie es scheinen mag, in der Esoterik verortet werden könnte, obwohl durchaus Spirituelles – der spirituelle Gehalt, die spirituelle Ebene – nicht ausgeklammert werden können (was aber die persönliche Angelegenheit jedes einzelnen Menschen bleibt), sollte kein Missverständnis entstehen. Ich fühle mich vorrangig verantwortlich für Verbindlichkeit und Verbundenheit mit dem Menschen in seinem momentanen körperlichen und seelischen Zustand und für eine sachliche und methodische, eine geduldige und respektvolle Arbeitsweise. Und ich betone das Angebundensein sowohl an die Traditionen des Ausdruckstanzes als auch an die Laban'schen Bewegungsgesetze. Auch gibt es Ähnlichkeiten und Übereinstimmungen mit zahlreichen Entwicklungen auf dem Gebiet der Körper- und Tanztherapie, wobei meine Nähe dazu eine respektvolle sein möchte. Auf dem Gebiet der Psychologie fühle ich mich nach wie vor – trotz verschiedentlich vollzogener Umwertungen – sowohl Sigmund Freud als auch C. G. Jung gleichermaßen zutiefst verbunden. Manch ein gewachsener und inzwischen historisch gewordener Begriff bekommt für mich beim Nachdenken und Schreiben eine neue Bestätigung, wobei sich Unterschiede klar herausschälen. Ausschließliche Zuordnungen sind für mich schwierig geworden. »Es ist das und ist das nicht nur, sondern noch etwas ganz anderes« oder: »Diese scheinbar isolierte Methode ist etwas ganz Bestimmtes, aber sie ist oft gleichzeitig dieses oder jenes« – das sind Sätze, die sich mir aufdrängen aufgrund vieler sich parallel abspielender Entwicklungen und Entdeckungen.

Die Tanztherapie ist durchaus tiefenpsychologisch orientiert. Was bei Freud Kompensation bedeutet, findet sich unbestritten auch in unserer Arbeit wieder. Ein fehlender, verdrängter oder abhanden gekommener Trieb wird durch einen anderen ersetzt; dies geschieht auch sinngemäß beim Fehlen eines Sinnes, wenn der Blinde den fehlenden Sinn des Sehens durch eine Verstärkung von Gehör, Geruch und Tastsinn ersetzt. Das kann auch in der Tanztherapie der Fall sein. Aber im Grunde wird hier der fehlende oder abhanden gekommene Trieb in seiner Negation gefühlt und nicht verdrängt oder ersetzt, sondern in der Bewegung erlebt und als Energie erkannt, die in positiver Form neu entsteht und aus der Verkümmerung heraus- und heranwächst.

Es heißt also ansehen, annehmen, hindurchgehen und sich verwandeln lassen.

Was geschieht? Wie ist unsere Arbeitsweise?

I. Grundsätzlich ist die momentane Befindlichkeit (Empfindlichkeit) wahrzunehmen und anzunehmen.
1. Wie weit ist ein Erschöpfungsgrad vorhanden? (Müdigkeit voll hereinnehmen und zulassen)
2. Wird eine neutrale Atmung und Arbeitsbereitschaft gefühlsmäßig überschattet und belastet?
3. Wenn das Gefühlsmäßige überwiegt, sollte es unbedingt beachtet werden.
4. Prüfen, um welches unterdrückte oder vorhandene Gefühl es sich handeln könnte: Hass, Angst, Trauer? Sonstiges?
5. Allmählich spüren, welche Körperzonen davon betroffen sind.
6. Wenn das Gefühl nahezu erkannt wird, sollte auch deutlich werden, dass dies eine Kraft und eine Energie ist. Versuchen, die zerstörerische Kraft ohne Wertung als Kraft des eigenen Yang und des eigenen Yin zu atmen und zu fühlen.
7. Die zerstörerische Kraft wird direkt in und durch Liebe verwandelt. Damit dieser Vorgang in Kraft treten kann, ist 5. ausschlaggebend: es gilt direkt die Aufmerksamkeit dem eigenen Körper zu widmen. Durch diese Aufforderung werden Probleme und stark belastende Gefühle im besten Sinne neutralisiert und versachlicht. Neutral bedeutet hier nicht aufgehoben, verharmlost oder gar ver-

drängt, sondern vorerst abgehalten. Damit sind zunächst starkes Gefühl und Körper trotz eindeutiger Symbiose voneinander unabhängig, aber nicht getrennt. Es ist entlastend, wenn sich das Gefühl während der körperlichen Beschäftigung erholen kann. Sobald der Körper gewissermaßen sachlich durch die Atmung gespürt wird, die Chakren (mehr oder weniger deutlich) lebendig miteinander verbunden werden, kann sich das inzwischen erholte Gefühl wieder einfinden. Es wird nun schon deutlicher verkörpert und lokalisiert. Anhand der Lokalisierung kann die entsprechende Yang- und/oder Yin-Energie achtsam wahrgenommen, wenn nicht schon in ihrer positiven Kraft erkannt werden.

II. Spätestens jetzt (wenn nicht bereits an dem genannten Punkt 5) ist die Grundlage des Atmens und die Verbindung zur eigenen Mitte herzustellen und ein Ankommen bei sich, im Hier und Jetzt zu erreichen. Es handelt sich um eine Atmung, die auf »Leermachen« aufgebaut ist, also der Ausatmung vorerst den Vorrang gibt. Die Verbindung sowohl zur Erde als auch zur eigenen Körpermitte wird hergestellt durch Leeren und Reinigen (von Störendem), ehe neue Energien während der Einatmung einströmen können. Dann aber sollte es von selbst geschehen, dass (passive) Atmung gespürt wird. Bei diesem Aufbau der selbstverständlichen Atmung bleibt möglichst alles losgelassen, auch der Kopf ist fast nicht beteiligt. So kann sich tatsächlich von unten her der Energiestrom über die Chakren beleben. Die Atmung fließt spürbar durch die Wirbelsäule hindurch aufwärts. (Siehe »Reinigung der Chakren« auf S. 73ff.)

III. In diesem Stadium der Entwicklung kann in den meisten Fällen unterschieden werden:

1. Wo fühlt sich die vorhandene eigene Energie am vertrauensvollsten an? Wo (in welcher Körperzone) ist die gößte eigene Kraft verkörpert?
2. Auf dieser neutral-körperlichen Ebene ist es zu verantworten, wieder vertrauensvoll alle Gefühle zuzulassen, sich ehrlich dem (nun wieder) augenblicklichen Gemütszustand zuzuwenden, beziehungsweise sich ihm ganz zu öffnen.
3. Hierbei mögen auch Vergangenheitsgefühle auftauchen, die

durchaus nochmals – oder neu – durchlebt werden können, aber schon durch die erkannte Körperzone, die neues Vertrauen entstehen lässt, sich zu verändern beginnen. Diese Vertrauensebene hilft dabei, die Verbindung zu den nicht so sicheren – möglicherweise angstbesetzten – Körperzonen mit Energie zu versorgen.

Hier ist die tanztherapeutische Aufgabe angesiedelt: Ein/e Begleiter/in ist vonnöten, bis das Selbstvertrauen des/der Betroffenen groß genug ist, und er/sie alleine damit umgehen kann. (Siehe auch »Kraftquellen im eigenen Körper«, S. 53)

Bisher wurden Beispiele und Vorgehensweisen skizziert. Sie sind jeweils auf die beschriebene Weise anwendbar oder variabel zu denken. So könnte zum letztgeschilderten Zeitpunkt eine Pause angesiedelt sein, um Entscheidungen hinsichtlich des weiteren eventuellen Verlaufs des Prozesses zu treffen oder eine Überleitung zu schöpferischen tänzerischen Improvisationen bis hin zu einem Gestaltungsprozess zu finden. Dieser kann mehr oder weniger tiefgründig angelegt sein, was keine Frage der Wertung ist, sondern der momentanen Situation, des angesetzten Rahmens. Hier gilt eine Grundregel, dass zu jedem Zeitpunkt einer Besinnungsphase oder einer Bewegungsentwicklung das den weiteren Verlauf bestimmt, was sich dem momentanen Zustand als angemessen erweist. Bei therapeutischem Arbeiten muss eine Besinnungspause eingehalten und die Bewegungsentwicklung analysiert werden. Das Erleben nach einer Tanzimprovisation sollte möglichst direkt reflektiert oder hinterfragt werden. Es kann aber auch jeweils einfach einsinken und in Ruhe gelassen werden. Damit wird das Erlebnis in der momentanen Befindlichkeit belassen, im Erinnerungsschatz gespeichert und kann zu einem geeigneten Zeitpunkt wieder abgerufen werden.

Über die Energie

Im Laufe des letzten Jahrhunderts hat das Wort Energie eine enorme Popularität erreicht. Als vor Jahren bei einer Jubiläumsveranstaltung »Ausdruckstanz« das Leben Mary Wigmans aufgerollt wurde, bezichtigte einer der Vortragenden, ein ehemaliger Schüler Mary Wigmans, diese des großen Pathos, da sie beim Unterricht als Ausdruck für eine Bewegung »Verkündigung« verwendet hatte und nicht einfach »Energie«. Ich wiederum, sowohl in der Erinnerung an Mary Wigmans Unterricht als auch momentan reagierend, konnte kein falsches Pathos in dieser Bezeichnung finden. Vielmehr waren gerade Sprache und Wortwahl von Mary Wigman für mich von Anfang an, seit Beginn meines Unterrichts bei ihr, besonders faszinierend und inspirierend gewesen. Seit jeher sprachlich interessiert, wurde mir durch Mary Wigman die deutsche Sprache in ihrer tiefgründigen Bildhaftigkeit eröffnet und seitdem vielfach bestätigt. Die Begeisterung für Wort-Entdeckungen ist bei mir heute so wie je lebendig, und ich bin erstaunt, wenn mir – oft nach Jahrzehnten – ein mir bisher nicht weiter aufgefallenes Wort plötzlich in seiner tiefen Bedeutung aufgeht, nachdem ich es so oft unbewusst benutzte. Aus der Erkenntnis dieser Bedeutungen geht hervor, dass sowohl die seelischen Vorgänge als auch die Sprache selbst in langen kontinuierlichen Prozessen miteinander gewachsen sind. Die Sprache ist als ein Medium der Kunst ein Ausdruck für innere Vorgänge und wandelt sich ständig. Dementsprechend gilt das in hohem Maße auch für das breite und umfassende Gebiet des nonverbalen Ausdrucks von Farbe, Ton und Körper. Letzten Endes sind all diese Ausdrucksformen untrennbar voneinander, nur mit verschiedener Gewichtung verteilt.

Um auf das Argument der Pathos-Zuweisung zurückzukommen: Es handelte sich hier um das Wort »Verkündigung«. Der Tänzer, der Mary Wigman kritisierte, hatte lange nach mir bei ihr gearbeitet. Sein Eindruck von diesem Ausdruck war möglicherweise persönlich zutreffend. Überzeugend wurde dieser Ausdruck verworfen mit der kritischen Bemerkung: »Heute würde man Energie dazu sagen!« In Mary Wigmans Sinn wäre dieser Begriff damals wohl unmöglich und unzutreffend gewesen, ohne dass sie deshalb in einen falschen Pathos hätte verfallen müssen (wobei, um den Begriff Pathos zu definieren, es eines eigenen Kapitels bedürfte). Ich habe darüber viel nachgedacht. Ich habe allein in meinem Leben mehrere konträre Wandlungen des Geschmacks und der Meinungen erlebt. Der Vorgang gleicht den Wellen der Modeerscheinungen. Bei scheinbar zu viel Gefühl wird dies verworfen und die nüchterne Sachlichkeit als zutreffender Weg gewählt. Bei überwiegend funktionaler Sachlichkeit fehlt es an Gefühl und Seele, die Ausdrücke dafür sind jeweils suspekt.

Nun bin ich es selbst, die ich »Energie« für die Grundlage meiner Arbeitsmethode halte, wobei ich das Wort lieber nicht wählte, um mich von der Mechanik der Maschinen abzugrenzen. Ich würde hier am liebsten das Wort »Lebenskraft« verwenden. Und da Lebenskraft für mich untrennbar mit Atmung verbunden ist, halte ich die Atmung ausdrücklich für das A und O der Lebenskraft.

Wiederum ist der Begriff Atmung breit gefasst.

Wenn Lehrer des Tai-Chi ausdrücklich darauf hinweisen, nicht auf die Atmung zu achten, da sie meinen, dass sich bei der Vermittlung alter traditioneller Bewegung eben durch diese Bewegungsfolgen die natürliche Atmung von selbst ergebe, ja reguliere, so kann ich dem nur zustimmen. Es gibt eine Reihe von Atemschulen, die hervorragend sind und bewusstseinserweiternd, heilend und konfliktlösend arbeiten. In Tanzkursen wie im darstellenden Tanz wird immer wieder aufgefordert, tief durchzuatmen. Mary Wigman hat seinerzeit die Wichtigkeit der Atmung im Tanzausdruck beteuert und bemängelt, wenn sie auf Blockaden und Hindernisse stieß. Aber sie gab uns keine Schlüssel, um die Türen zu diesem außerordentlichen Geheimnis öffnen zu können. Seither suche ich diese Schlüssel. Intensiv suchte ich die Wurzeln in meiner Kindheit. In meiner Erinnerung stieß ich auf eigene Unruhe, aber auch auf die ruhige Art und Weise, in der die Chinesen mit mir umgingen, womit wohl auch die Atmosphäre meines Zuhauses letztlich bestimmt wurde.

Gerade weil die Atmung unser Grundbedürfnis ist und uns Tag und Nacht begleitet, ist sie frei von Reflexion. Doch wenn wir uns darüber hinaus auch in der Atmung begreifen, wenn wir unsere Gefühle in der Atmung und durch die Atmung begreifen, können wir sowohl Atmung als auch Gefühle reichhaltig erweitern, können wir uns so selbst erweitern, befreien und verändern.

Trudi Schoop, Pionierin der Tanztherapie, sagte einmal sinngemäß über ihre Ängste aus jungen Tagen: »Bisher hatten mich meine Ängste im Griff, nun begann ich meinerseits, sie in den Griff zu bekommen.« Durch ihren spontanen Tanz erreichte sie neue Bewusstseinsstufen.

Dies gilt auch hier. Es gilt, durch die Erkenntnis Bewusstseinsschichten zu durchschreiten. Indem wir uns ergänzend verändern, können wir wieder selbstverständlicher werden. Mit diesen Veränderungen sind wir zugleich selbständiger als zuvor.

Ich habe anhand der Menschen gelernt, die zu mir kamen. Ich habe in meinem Vermitteln immer wieder versucht, sie auf einfachste Weise mit sich selbst eins werden zu lassen, eine Art Vorbereitung auf ihre natürliche Atmung. C. G. Jung schreibt im »Geheimnis der Goldenen Blüte« (herausgegeben von C. G. Jung und Richard Wilhelm): »...Der gewöhnliche Irrtum ... des westlichen Menschen ist, dass er (wie der Student im Faust, vom Teufel übel beraten ...) ... östliche Ekstatik anempfindet, Yogha-Praktiken wortwörtlich übernimmt und kläglich imitiert ...« Und weiter: »Ein alter Adept sagte: ›Wenn aber ein verkehrter Mensch die rechten Mittel gebraucht, so wirkt das rechte Mittel verkehrt.‹ Dieser leider wahre chinesische Weisheitsspruch steht in schroffstem Gegensatz zu unserem Glauben an die ›richtige‹ Methode, abgesehen vom Menschen, der sie anwendet. In Wirklichkeit hängt in diesen Dingen alles am Menschen und wenig oder nichts an der Methode. Die Methode ist ja nur der Weg und die Richtung, die einer einschlägt, wobei das Wie seines Handelns der getreue Ausdruck seines Wesens ist. Ist es das aber nicht, so ist die Methode nicht mehr als eine Affektion, künstlich hinzugelernt, wurzel- und saftlos, dem illegalen Zweck der Selbstverschleierung dienend, ein Mittel, sich über sich selbst zu täuschen und dem vielleicht unbarmherzigen Gesetz des eigenen Wesens zu entgehen.«

Mir war immer bewusst, dass es sich in meiner aktuellen Arbeit anfänglich nur um eine Vorbereitung handeln konnte, die mehr oder weniger verlorengegangene Verbindung zur Erde herzustellen und damit den Intellekt nicht zu überschätzen, beziehungsweise ihn zu entlasten; ein Körperzustand, den östliche Menschen aus ihrer Tradition heraus meist besitzen. Um am Menschen zu bleiben, versuchte ich, mich auf einfachste Mittel und Formen zu beschränken, um systematisch und klar vorgehen zu können. Daraus hat sich eine lebendige Gesetzmäßigkeit ergeben. Ich konnte erfreut feststellen, dass diese lebendigen Regeln der ernsten sachlichen chinesischen Vorgehensweise entsprechen. Verwandtes und Berührungen mit Systemen, die ähnlich vorgehen, gaben und geben mir ebenfalls eine reichhaltige Bestätigung.

Warum der Name »Atemkreis« für diese Methode, wenn ich sie schon eine Methode nenne? Der Atemfluss taucht immer wieder in kreisförmige Bewegungen ein. Es gibt Bewegungslinien, die um die eigene Mitte kreisen. Der Kreis ist eine Urform des Tanzes. Im Sinne eines Stirb und Werde bestehen die Symbole von Yang und Yin, die sich in ihren Polen Schwarz und Weiß ergänzen, aus Kreisen. Jeder Regentropfen auf einer Wasserfläche lässt Kreise entstehen; schließlich befinden sich die Elemente der Natur bei ihrer ständigen Verwandlung in einem Kreislauf; jeder Frühling ist neu, er kehrt immer wieder, auch wenn die vorherigen vergangen sind. Der Baum bildet, indem er größer wird, neue Wachstumsringe; symbolisch vergleichbar mit dem Baum sehe ich, wenn frühe Konflikte durch Erkenntnis verwandelt werden; tauchen sie wieder auf, ist der Reifegrad ein anderer, die Kraft des Überwindens bereits gefunden und geübt.

Sowohl für die Existenz des Kreises, des Kreisens als auch des Kreislaufs und der Wiederholung gibt es viele Beispiele. Das Lebewesen kommt ursprünglich aus der Erde und kehrt wieder in die Erde zurück. »Des Menschen Seele gleicht dem Wasser, vom Himmel kommt es, zum Himmel steigt es.« (Goethe, »Gesang der Geister über den Wassern«) Diesen Grundgesetzen entsprechend besteht ein komplexer Kreislauf der Lebenskräfte in der Atmung. Dieses Buch möchte Beispiele dafür sowohl bei der Betrachtung und Übung des einfachen Atmens, als auch in der Anwendung zur Bewegung aufzeigen und vermitteln helfen.

Die pflanzliche Seele

Ich möchte ein beliebtes Improvisationsbeispiel an den Anfang setzen, das auch Kindern, die nicht auf Atmung achten, großes Vergnügen bereitet. Wenn diese Improvisation vom Erlebnis der Atmung her angeleitet wird, bietet sie eine erstaunliche Möglichkeit, das Wesentliche des Yang und Yin zu erkennen und auf anschauliche Weise in einer getanzten Verwandlung zu erleben. Bei einer Kindergruppe genügt die Aufforderung: »Stellt euch vor, ihr seid eine Pflanze, eine Blume oder ein Baum!« – schon werden die Kinder spontan in dieser Vorstellung leben und sich intuitiv in der entsprechenden Atmung und fließenden Energie bewegen. Bekommen dieselben Kinder die Aufforderung, sich in ein Tier zu verwandeln, werden alle aktiv und begleiten die Verwandlung mehr oder weniger mit ihrer Stimme. Wenn die Teilnehmer/innen meiner Kurse nach einiger Vorbereitung des Ankommens und Warmwerdens gebeten werden, sich in eine Ruhestellung oder in eine entspannte Lage zu begeben und sich gewissermaßen einfach »atmen zu lassen« oder der vorhandenen Atmung zu lauschen (siehe auch Fe Reichelt »Atemübungen – Wege in die Bewegung«, Übung 1, S. 14f.), ist die Vorstellung von einer Pflanze wie gegeben.

Ich spreche gerne davon, dass wir neben oder vor dem Animalischen eine pflanzliche Seele haben; sie wird geatmet und verkörpert durch die primäre weiche Yin-Energie, die den gesamten Körper mühelos in der Vorstellungskraft zu einer wachsenden Pflanze verwandelt; erstaunlicherweise tritt durch die momentane eigene Befindlichkeit die gerade geeignete Vorstellung hervor, ob eine Blüte oder Blume wächst, auch von welcher Art und Farbe diese ist. Vielleicht will auch ein Strauch oder Baum entstehen.

Wenn das innere Bild zu einem starken Baum wird, handelt es sich noch um die Yin-Energie, ein Abbild der pflanzlichen Seele, die keine eigenen Aktionen ausführt. Wenn man sich das symbolische Yang-Yin-Zeichen vergegenwärtigt, handelt es sich um den kleinen weißen Anteil im schwarzen Feld. Wird von der Atmung her die Kraft der Yang-Energie angeregt, wird eine Aktion hervorgerufen, und es entsteht die Vorstellung eines sich aktiv bewegenden Lebewesens, egal ob es sich nun um ein großes Kraftwesen oder um ein zartes schmetterlingshaftes Geschöpf handelt. Im symbolischen Yang-Yin-Zeichen existiert ein kleiner schwarzer Anteil im weißen Feld.

Diese Zuweisungen sollten eher spielerisch und nicht zu buchstäblich genommen werden. So kann auch inmitten einer pflanzlichen Yin-Atmung eine plötzliche Vorstellung von aktivem Lebewesen spontan Yang-Kräfte in der Atmung und Bewegung entstehen lassen, und umgekehrt. Es besteht sozusagen in der Motivation immer ein Wechselspiel zwischen Vorstellungskraft (wie beim Kind) und der Beachtung der Atmung.

Über die Authentizität unseres Ausdrucks

Wenn gar nichts gewollt ist, wenn nichts willkürlich getan wird, wenn nichts gedacht wird, wenn jemand sich unbeobachtet fühlt, ist er/sie in diesem Moment ganz natürlich aufgrund der eigenen Anlage. Diese

Anlage ist von Person zu Person verschieden. Die Frage, »was ist angeboren, was erworben?« wird hier erneut aktuell. Der/die eine neigt mehr zur Einfachheit, ohne viel nachzudenken, der/die andere macht sich viele Gedanken und verfällt leicht ins Grübeln. Ist es eine Frage der Veranlagung, sich äußern zu wollen, es überhaupt zu können, ist es eine Frage der Veranlagung, ob man sich unbedingt äußern muss oder lieber versteckt? Inwiefern ist also beispielsweise die Neigung, laut oder leise zu sein, angeboren? Was kann nicht zum Ausdruck kommen aufgrund von Hemmungen? Wie weit wirken Einflüsse von außen? Was hat sich im Laufe des Lebens durch äußere Bedingungen ergeben und verändert? Was kann man selbst beeinflussen, und wie weit gehen die eigenen Möglichkeiten?

Was ist Anlage und was ist Ergebnis von Außeneinwirkung? Ein Lebewesen ist schon während der Schwangerschaft – im Körper der Mutter – ersten Einwirkungen ausgesetzt; die Art der Einwirkung kann fördernd oder hindernd sein. Durch die Geburt ergibt sich die Art und Weise des ersten Schreis sowie der ersten Atmung. Jedes Neugeborene hat eindeutig seine Anlage, doch ist es auch ständig möglichen Beeinflussungen ausgesetzt. Der erste Schrei ist eine eindeutig authentische Äußerung der kleinen Person, die sich in diesem Moment auf ihre charakteristische Weise (an)meldet. Dieses erste (natürliche) Atmen spiegelt den ersten momentanen Zustand des Neugeborenen, der Schrei ist sein Ausdruck. So bestimmt die Art und Weise des Atmens von Anfang an den Ausdruck, und umgekehrt. Darum geht es.

Doch zu seinem Wachstum braucht das Neugeborene weiterhin fördernde Einflüsse. Können sie wirken? Werden sie verhindert? Werden sie versäumt? Werden sie übertrieben? Wird das Kind durch Schreck und Verletzungen traumatisiert? Diese Fragen stellen sich in unterschiedlichster Umgebung und in unberechenbaren Situationen. Später, wenn man sich dessen bewusst wird, ist es meist schwieriger, die vorhandenen Erlebnisse, Einschnitte oder Störungen zu lokalisieren, zu erkennen und als Chancen zur Selbstbestimmung ins Bewusstsein zu holen.

Alle Anlagen sind vorhanden

Jeder kleine Mensch ist mit allen Errungenschaften der Evolution ausgestattet. Schon lange vor der Geburt sind die Botenstoffe gespeichert, die das Überleben garantieren. Aber auch vererbte Fehlerquellen sind gespeichert. Alle Anlagen sind in ihrem Wachstum auf Veränderung hin ein- und ausgerichtet.

Hier ist ein neues Wesen, in seiner Unschuld und Unberührtheit von einmaligem Entwurf. Es erblickt das Licht der Welt, es atmet und beginnt das Abenteuer des eigenen Lebens. Die Ausstattung ist komplex. Abgesehen davon, dass wir Nahrung brauchen, ist der Körper eigentlich so angelegt, dass er im Mangelfall sich selbst ergänzt und zum Teil sogar neu herstellen kann. Idealerweise wächst das Kind im Mutterleib in göttlichem Zustand – sofern die Mutter geschützt ist; und in menschlicher Göttlichkeit – soweit dieses Lebewesen geschützt ist. Doch ein ideales Wachstum ohne äußere, oft negative Einflüsse gibt es nicht, und es kann immer nur mehr oder weniger das verwirklicht werden, was jeweils seine Chance bekommt.

Verschiedenheit der Chancen

Die Umwelt und die Lebensbedingungen sind so verschieden voneinander, dass es zum Zeitpunkt der Geburt kaum gleichartige Begegnungen von Einzelwesen und Umwelt gibt. Auch alle späteren Zeitpunkte sind jeweils unterschiedlich. So wie es offenbar keine gleichartigen Fingerabdrücke gibt, gibt es auch keinen gleichen Lebensablauf, kein gleiches Schicksal. Wohl aber gibt es ähnliche Schicksale und sowohl engere als auch weitere Schicksalszusammenhänge.

Im Zeitalter der Globalisierung wird dies erst nach und nach bewusst, zumal wiederum unterschiedliche Entwicklungsstufen des Bewusstseins auf der Welt bestehen, sowohl in den Kulturen wie in der Individualisierung des einzelnen Menschen. Zeitgleich zum Fortschritt der Wissenschaften und mit der Geburt der Psychoanalyse scheint sich weltweit ein neuer Prozess zu vollziehen, ein starker Drang, aus dem Unbewussten aufzutauchen. Unterstützt von Medien und technischen Möglichkeiten wächst weltweit auf komplexe und vielschichtige Weise neues Bewusstsein.

Weg durch das Bewusstsein

Ich möchte mich hier auf einen bestimmten Prozess beschränken. Auf unbewusste Weise ist der Zusammenhang von Atmung und Ausdruck immer vorhanden. Diesen Zusammenhang bewusst zu machen, ist wichtig, um sich und andere zu verstehen und wenn es notwendig ist, sich auch zu ändern und zu wandeln. Wenn dieser Zusammenhang einmal bewusst geworden ist, wird es wiederum wichtig, dies so zu verinnerlichen, dass es selbstverständlich wird und damit ein Teil des sich verwandelnden Selbst. Dann kann der Zusammenhang von Atmung und Ausdruck wieder selbstvergessen werden, was – neu und verwandelt – etwas anderes ist als unbewusst.

Um sich behaupten zu können, wird das Ich sich mehr und mehr entwickeln müssen. Kann der bewusste Mensch seine Hindernisse durch ein neues Selbstverständnis überwinden? Fast scheint es unmöglich, erfordert Geduld wie beim Wachstum einer Pflanze und ist in einem Menschenleben kaum zu bewältigen.

Unwillkürlich stellt sich mir eine Sinnfrage, die allerdings nur persönlicher Art ist und sein kann: Kommt die Seele nur deshalb auf die Erde, um an den unvermeidlich vorhandenen Klippen zu lernen und zu wachsen? Ist das eine Aufgabe – innerhalb der Liebe?

In unserer spezifischen Arbeit als Psychotherapeut/innen ist der jeweilige Zeitpunkt eines Einschnitts in der Entwicklung wichtig, weil das Wachstum eine bestimmte Reihenfolge hat. Es ist notwendig, dass bewusst wird, wo und wann etwas behindert, gestärkt oder versäumt wurde. Dann aber sind jene Zeitabschnitte – einmal ins Bewusstsein gelangt – gewissermaßen wieder zu verlassen, um in der Verwirklichung und Übung des Jetzt und des Veränderns einen neuen Weg einzuschlagen und wachsen zu lassen. Das Jetzt ist zwar gewissermaßen immer geprägt von Vergangenem, das Vergangene ist nie ganz ausgelöscht. Aber der Begriff des Jetzt bedeutet in unserer spezifischen Arbeit, ganz hier und bei sich zu sein, die Vergangenheit anzunehmen und mit neuem Bewusstsein zu verändern.

Da das Ich, das Du und die Beziehung zu anderen Menschen eine zentrale Rolle spielen, meint der Begriff auch die Forderung, offen zu sein in der Wahrnehmung anderer. Meist liegen hier die Schwierigkeiten, weil gerade Begegnungen und Beziehungen sich teilweise nicht entwickeln konnten. Da wird es notwendig, dass eine neue Einstellung bewusst wird und gewissermaßen geübt werden will. Denn alles, was wir leben, üben wir gleichzeitig.

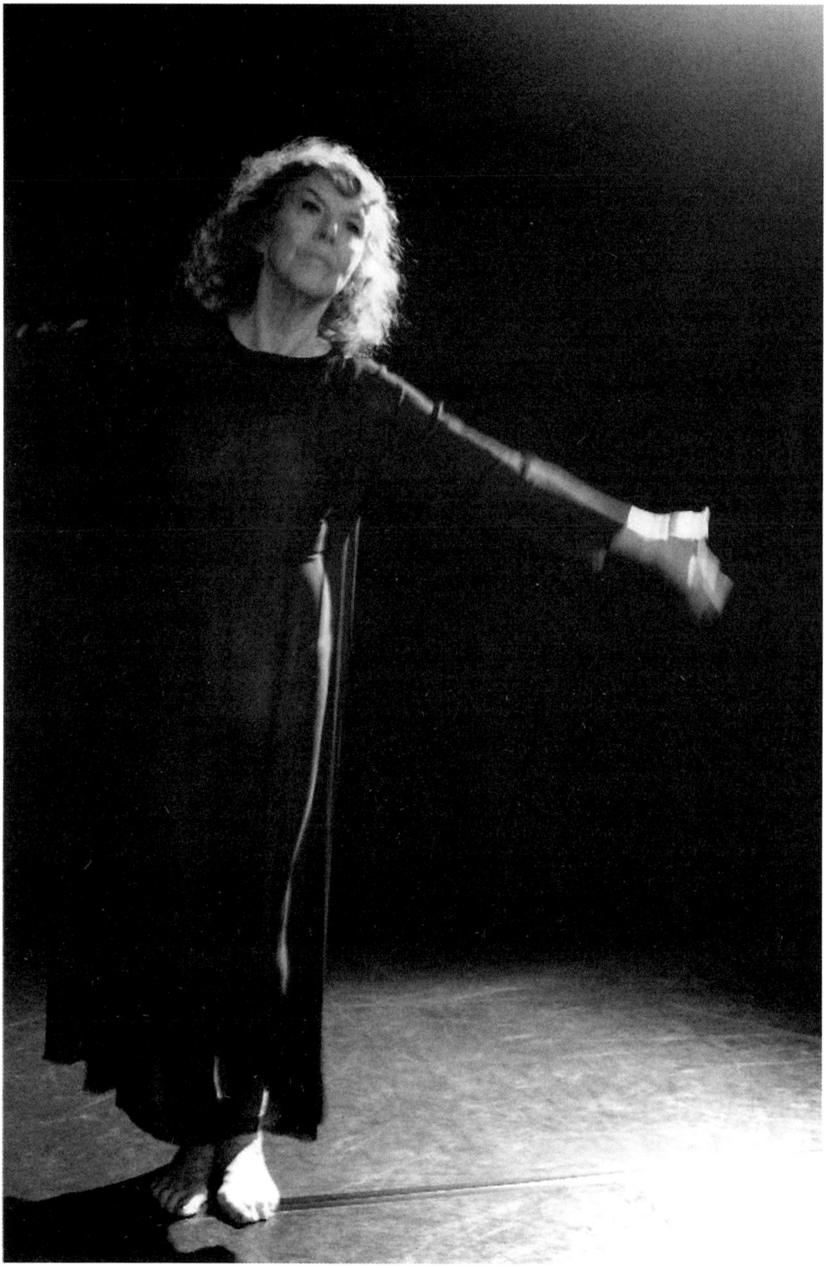

Ich und Du und Wir

Der Standpunkt

Der eigene Standpunkt spielt auf dem Gebiet der Selbstverwirklichung eine überaus wichtige Rolle. Er ist ausschlagebend für die Deutlichkeit eines Ausdrucks, unverzichtbar für eine Tanzgestaltung und zugleich Angelpunkt im tanztherapeutischen Prozess.

Welche Bedeutung der Standpunkt hat, soll hier an einigen Beispielen mit Hilfe einer kurzen, einfachen Übungs- und Improvisationsfolge veranschaulicht werden. Bei diesen Übungen stellt sich immer wieder zum Erstaunen der Ausführenden heraus, dass der jeweilige Standpunkt eine Vielfalt von Bedeutungen in sich trägt. Unübersehbar spiegelt sich persönliches Erleben in jeder Art von Begegnung. Der Standpunkt kann durch flexible atmende Verbindung mit der Erde sowohl gehalten als auch verwandelt werden. Analog dazu wird deutlich, dass der heutigen Welt mit ihren Kriegen und Katastrophen offenbar diese Verbindung fehlt. Die Standpunkte erstarren. Es ist verblüffend, dies hier so einfach und anschaulich zu erleben.

Ich möchte die Abfolge der Übungen konkret beschreiben:

1. Während des Gehens soll versucht werden, zu einem Einklang von Atemfluss und Bewegungsfluss zu kommen. Die Vorstellung ist, dass auch die Erde atmet und dabei während des eigenen Einatmens (E) die Energie von unten her aus der Erde in die Mitte des Körpers fließt, so wie dies in der Atem-Körperwelle geschieht (siehe Morgenübung 50). Indem diese sanfte Energie beim Ausatmen (A) durch Arme und Beine hindurch ständig zurückfließt, findet beim Gehen ein permanenter Austausch mit dem Boden statt (dem so genannten unteren Tanzraum). Das Gleiche ist der Fall, wenn der Raum erweitert wird und der Austausch zusätzlich zur Erde auch mit der Umgebung stattfindet (also mit dem unteren und mittleren Tanzraum). Dabei befindet sich die Atmung in einem Bewegungs-Fluss.

2. Die Kraft aus der Erde (E) strömt in die Mitte des Körpers und

strömt (A) von der Mitte her zurück nun nicht hinaus, sondern lediglich bis an die Grenzen des Körpers und wird dort, zum Beispiel in den Fußsohlen und Handballen, gehalten. Die aus der Kraftquelle Erde gewonnene Energie (E) fließt also nicht (A) in andere Räume, sondern wird im Körper gehalten, wo sie weiteratmet: Sie bleibt als gehaltene Grenze sowohl im aufsetzenden Fuß als auch beispielsweise in der Handgeste. Hier ist ein Standpunkt entstanden, bei dem die Atmung sanft oder stark sein kann (von Yin bis Yang), je nach Aus- und Nachdruck.

Um den Standpunkt noch deutlicher zu beschreiben, nehme ich ein Beispiel auf Yang-Basis: Hier sammelt sich die Kraft – E-Yang – von unten her in der Mitte des Körpers, was auch breit im Rücken gespürt wird, und kann mit »Hmm ... « – A-Yang – gezielt in die untersten Wirbel und zugleich in die Grenzen des Körpers geschickt werden, das heißt von der Mitte her in die Peripherie. Der Standpunkt wirkt vorrangig in den Füßen, das heißt, er wird dort gespürt und gehalten; gleichzeitig wird die Peripherie des Körpers in dieser Weise gespürt und gehalten. (Isometrische Übungen sind entsprechend aufgebaut: Die innere Spannung wird nach außen gestemmt, als sei man zwischen zwei Wänden und wolle sie auseinanderschieben.) In einer entschiedenen, beispielsweise vorwärts weisenden Bewegung werden von der Mitte des Körpers aus als Grenzen die Richtung der Bewegung und die Gegenseite betont: also nach vorne wird der Standpunkt hinten in Ferse und Bein gehalten; zur Bewegung nach hinten wird er im vorderen Fuß und gegebebenfalls in der Hand oder den Händen gehalten; zur Seite in der Abgrenzung zur anderen Seite. Gut ist es, zur Übung nochmals eine Atemeinheit lang – E + A – in dieser Position zu verharren und sich der Grenzen deutlich zu vergewissern im Sinne von: Ja, ich meine es so.

Für diese Übung ist es notwendig, sich in einer Gruppe von Menschen zu bewegen. Die Einzelnen erleben gewissermaßen einen Standpunkt mit »Vor-behalt«, der ermöglicht, nicht zu schnell wieder von sich entfernt zu sein, wobei trotzdem der/die andere gut wahrgenommen wird und durchaus nicht ausgegrenzt ist. Durch das ständige Weiteratmen ist nichts abgeschnitten, ist Präsenz und Offenheit vorhanden, ohne den eigenen Standpunkt verlieren zu müssen.

Wechsel von Vorbehalt und Fluss

Nun kann jederzeit ein Wechsel stattfinden zwischen Distanz und einem gemeinsamen Tanzen, indem wieder Fluss und Austausch vorhanden sind für jede/n, ohne sich zu verlieren. Weil der/die andere immer gesehen wird, kann während der austauschenden Bewegungen mit gutem Gewissen ein Rückzieher (Vorbehalt) gemacht werden, oder sogar auch ein Verlassen eingegeben werden. Jede/r ist bei sich, auch der/die andere, denn jede/r ist gut mit den eigenen Wurzeln und der Erde verbunden. So können Entscheidungen getroffen werden, ohne dass der Standpunkt verloren geht. Befindet sich der/die Einzelne in dieser Atmung, sind dies Vorgänge, die zwar zunächst auf unbewusster Ebene ablaufen, doch selbstbestimmt erlebt werden. Der eigene Standpunkt gewinnt zunehmend an Selbstverständlichkeit.

Widerstand geben

Die Übung kann fortgeführt werden, indem zwei Personen aufeinander zukommen. Sie berühren sich schließlich mit ihren Handflächen. Sie verstärken (A) ihre Verbundenheit mit der Erde, die Intensität und das Vorwärtsschieben. Sie sind aber, da sie weiteratmen, gut und flexibel mit ihrer Kraft aus der Erde verbunden. Denn die Beine sind nicht starr, sondern können nachgeben, die leichte Kniebeuge ist zwar stark aber beweglich, sind doch die Beine – in der Symbolik der Chinesen – die Verkörperung für die Urkraft des Sanften, Eindringlichen. So muss auch keine starre, fanatische Haltung entstehen; es geht nicht darum, um jeden Preis der Stärkere zu sein, es kann gewissermaßen verhandelt werden. So kann durchaus ein faires Kräfte-Messen entstehen, das Nachgeben und Zurückweichen einbezieht, ohne dass es nötig wird, sich aufzugeben.

Wie oft gibt es den Fall, dass verbissen und voller Wut etwas durchgesetzt werden soll, doch der Zorn äußert sich nur in den oberen Regionen des Körpers, vom Nacken her bestimmt, mit den Ellbogen verstärkt; indem die Betroffenen nur sich selbst sehen, ist die Kraft verkrampft durch Verbissenheit. Das wird unwillkürlich gewalttätig, zeigt aber keine eigentliche Stärke. Die Kraft ist in der Verbindung zur Mitte buchstäblich abgebrochen, ihr fehlt die atmende Lebendigkeit aus der Erde. Die Erde ist mütterlich, nährend. Ruhige Atmung stellt die Verbindung wieder her und gibt mehr Raum für Zeit und Geduld. So kann die lebendig wirkende Kraft eine gegenseitige (Be-)Achtung entstehen lassen.

Mich haben diese Übungen sehr nachdenklich gemacht. Entsteht nämlich der Widerstand ohne die Verbindung der Mitte, sind Arme und Ellbogen unstet, Widerstand kann dadurch brutal und unberechenbar werden. Nie kann es zum Ausgleich oder gar zur Verständigung kommen. Kaum ist jedoch die Verbindung zur atmenden Mitte vorhanden, öffnet sich auch das Herz. Mich beeindrucken diese beiden gegensätzlichen Wirkungsweisen zutiefst.

Yin und Yang
und die Vielfalt der Verwandlung

Wenn wir uns im Zentrum eines Erlebnisses befinden, sind Atmung und Energie spontan im Einklang mit uns. Dadurch überzeugt der Ausdruck, ohne dass wir im mindesten bewusst an physiologische und psychologische Zusammenhänge denken müssten oder gar könnten. Bei Schreck und Gefahr zum Beispiel ist es die Geistesgegenwart, die uns spontan reagieren lässt. Bei Freude und spontanem Erleben denken wir nicht ständig an die Art unserer Atmung, wenn und obwohl sie im Fluss ist. Manchmal jedoch führt die spontane Reaktion in eine Situation, in der die Geistesgegenwart uns im Stich lässt und der Zugang zu einer angemessenen Atmung versperrt ist. Das kann zu mehr oder weniger katastrophalen Zuständen, bei chronischem Außer-sich-sein zu gesundheitlichen oder psychischen Störungen führen.

Man könnte zu Geistesgegenwart auch Atemgegenwart sagen.

Indem die Zusammenhänge von Atmung und Ausdruck bewusst werden, werden sie verinnerlicht und somit präsent. Sie können daher vom Verstand her quasi abgelegt werden, denn die verinnerlichte Präsenz steigert das spontane Erlebnis. Die tänzerische Gestaltung eines verinnerlichten Erlebnisses ist besonders ausdrucksstark und überzeugend. Alles was wir in der Bewegung nur vom Verstand her konstruieren, ist nicht wirklich und wird weder ganz erlebt noch von anderen verstanden – es »kommt nicht rüber«. Die Komplexität von Yang und Yin stimmt nicht, der Ausdruck ist nicht in seiner Atmung.

Im Grunde gilt: Je mehr jemand sich im Atemfluss der eigenen Mitte nähert (sowohl im Sinne von Ausgeglichenheit und körperlicher Mitte), je mehr der Körper belebt wird, desto selbstverständlicher wird jedes Erlebnis und jede Gestaltung und damit auch verständlicher für andere.

Die Chakren können sich mehr und mehr öffnen, verkümmerte oder bedrängte Körper- und Seelenzonen werden neu zugänglich. Es ist die eigene Natürlichkeit, das gewachsene Selbstvertrauen, das einfach da sein kann. Der Verstand dominiert nicht als Konstrukteur, sondern hat die Fähigkeit der begleitenden Wahrnehmung erworben und steht in regem Austausch mit sämtlichen Chakren und Energiequellen. Diese Quellen sind in uns selbst vorhanden und intuitiv verfügbar. Gefühle werden in der Wahrnehmung deutlich und können – verstärkt – an Bedeutung gewinnen. Wenn diese Bedeutung in ihrem ganzen Ausmaß eine Aussage findet, wird sie auch verstanden. Es kann keine Lüge darin enthalten sein, weil sich in unserer natürlichen Atmung unser seelischer Zustand gewissermaßen gnadenlos – oder gnädig – zeigt.

Yang und Yin verkörpern sich in der Verwandlung (analog zu den Bewegungsantrieben im Sinne von Rudolf von Laban)

In unseren alltäglichen Bewegungen wie auch im Tanz zeigt sich meist eine Vielfalt des Ausdrucks. Dementsprechend ist zumeist eine Mischung von verschiedenen so genannten Bewegungsantrieben vorhanden. Rudolf von Laban hat diese Komplexität erfasst, die einzelnen Antriebe herausgeschält und benannt. So stehen uns zur Erklärung des Ausdrucks aller Bewegungen Wegweiser zur Verfügung, u. a. gebündelt in Rubriken wie Zeit, Raum, Kraft und Fluss. Mit diesem Vokabular von Laban wird weltweit im Tanz und in der Tanztherapie gearbeitet. Leider werden diese Begriffe oft sehr äußerlich vermittelt, ohne auf den Ursprung des Ausdrucks zu achten. Dass besonders die Kraft nicht nur gemacht werden kann, sondern entscheidend durch die Atmung überhaupt erst entsteht und den Charakter der persönlichen Bewegung ausmacht, wird dabei übersehen. Damit wird der Erlebniswert verfälscht.

Die Atmung ist vor allem anderen die Eingangspforte für alles Erleben, mit und ohne Bewegung. Es ist absolut notwendig, vom Gefühl auszugehen, um sich verständlich zu machen und um zu verstehen. Eine Situation sollte nicht äußerlich vom Gedanken her konstruiert werden und auch nicht vom konstruierten Gedanken her beurteilt werden. Der innere Zustand sollte vor allem präsent sein, um den Charakter eines bestimmten Erlebnisinhalts zu erfassen.

Mit dem Begriff Kraft hat Laban die Energien beschrieben, die er in den vielfältigen Bewegungsformen sah. Die differenzierten Benennungen sind ein Behelf, den Ausdruck zu erfassen. Wenn nun eine Bewegung und ein Ausdruck diffus sind, kann gewissermaßen ein Gemisch von mehreren Gefühlen und damit von mehreren Bewegungsantrieben zugrunde liegen, die dann durch die Benennungen zur Klärung gelangen können. Aber es geht letztlich immer primär um den Seelenzustand und die momentanen Energien, die die Form einer Bewegung geschaffen haben. Um damit umgehen zu können, ist es wichtig, durch die eigene Atmung diese Energien überhaupt erst zu erkennen und kennenzulernen. Dann erst wird, durch die Entdeckung der eigenen Atmung und der eigenen Gefühle, auch das Verständnis für Atmung und Gefühle anderer geweckt.

In dieser Art von Umgang mit Atmung geht es darum, mit den differenzierten Benennungen Yang und Yin, die analog zu den Benennungen Labans sind, die Ausdrucksformen bewusst zu gestalten und in direkten Verwandlungen zu erleben. Das führt effektiv zu einer Bewusstseinserweiterung und kann nicht nur eigene Veränderungen bewirken, sondern auch dazu beitragen, andere Menschen darin zu begleiten.

Beispiel einer direkten Verwandlungs-Improvisation

Zur Einstimmung (nach der Reinigung der Chakren) gilt es, in den eigenen Atem- und Bewegungsfluss zu kommen. Reine Yang- und reine Yin-Vorübung (siehe Morgenübungen 26 und 27 oder 33) sind die Voraussetzung für den gewünschten Ausdruck: der atmende Standpunkt und die geatmete (Auf)Gelöstheit. Dazu als spielerisches Beispiel folgende Phantasie: »Möglicherweise wurdest du befreit aus einer Verzauberung, beispielsweise einer Verwünschung durch eine Hexe. Außer Gefahr bist du unterwegs, zum Beispiel in einem Waldgelände, in dem alles friedlich miteinander lebt. Die Hexe verfolgt dich aber, die Gefahr naht, und du spürst sie. Zum Schutz kannst du dich sozusagen unkenntlich machen und verwandeln: entweder voller Kraft in einen bewegungslosen Felsen, der aber in sich weiteratmet, in ein mächtiges scheinbar regloses Lebewesen, angeglichen an die Umgebungsfarbe, in eine scheinbar erstarrte Schreckpose – all dies atmet aber heimlich; oder du löst dich in Luft auf, du machst dich unsichtbar durch eine Verwandlung in einen Lufthauch, eine Wolke, in Nebel oder in ein passives Luftgespinst deiner Fantasie.«

Die jeweilige Verwandlung braucht eine Besinnungspause, in die eigene Atmung hinein zu spüren, bis konzentriert das verstärkte Yang oder das verstärkte Yin vorhanden ist. Nachdem die Aufgabe erklärt und begriffen ist, beginnt die Improvisation:

Eine lebendige leicht lebhafte tänzerische Musik ertönt; ... vertrauter Lebensraum, alles befindet sich im Bewegungsfluss miteinander ... dieserZustand bevorzugt ein Gleiten und Austauschen in den mittleren Bewegungsqualitäten, das heißt es herrscht ein gemäßigter Energie-Level vor mit Ausnahme der Extreme von Yang und von Yin (denn das extreme Yang steht für die scheinbar erstarrte Kraft – im Sinne Labans etwa im anhaltenden Wringen oder Drücken; das extreme Yin bleibt für die Auflösung, im Sinne Labans etwa im Schweben; die mittleren Bewegungsantriebe oder -qualitäten umfassen alles dazwischen Liegende). Im Moment, in dem die Musik aufhört und Stille eintritt, verwandelt sich wie oben beschrieben die Szenerie und ist gewissermaßen nicht wiederzuerkennen: Gefahr ist nah, du siehst scheinbare Erstarrung und dazwischen vereinzelt leichte, luftige Bewegung. Heimlich und konzentriert atmet es aber überall weiter. Sobald wieder Musik zu hören ist, »atmet alles auf« und kann wieder in den lebendigen Bewegungsfluss eintauchen, gewissermaßen in eine Sprache miteinander.

Zweites Improvisationsbeispiel: bewegen und bewegt werden

Ohne Anweisung von zugeordneten Energien

Vorausgestellt sei, dass dieser Tanzzustand »bewegen und bewegt werden« im Prinzip ohne Beachtung bestimmer Energien als Grundaufgabe gegeben werden kann, wenn sich die Teilnehmer/innen miteinander bewegen. Die jeweiligen Energien bilden sich dann ganz von selbst. Im Folgenden nun einige Übungsbeispiele für Aufgaben, in denen spezifische Atem-Energie-Zustände für jeweilige Verwandlungen angesagt werden.

Rein Yang-betont aktiv mit rein-Yin-betont passiv

Einstimmung und Vorübungen wie in der ersten Improvisation. Hier besteht die Aufgabe darin, sich entweder in den eher Yang-betonten oder den eher Yin-betonten Zustand zu begeben (mit oder ohne Phantasievorstellung) und sich momentan für einen zu entscheiden. (Im Sinne Labans gehören zur Yang-Gruppe Wringen, Drücken, Stoßen und Schleudern, zur Yin-Gruppe Schweben, Flattern, Tupfen und Gleiten; wobei diese Benennungen für mich zweitrangig sind und lediglich informationshalber erwähnt werden, da es hier auf das innere Wesen dieser Yang- oder Yin-Verkörperung ankommt.)

Die mit Yang-Energie belebten Teilnehmer/innen bekommen die Aufgabe, sich in aktive tänzerische Bewegung zu begeben (entweder allein oder mit anderen); die mit Yin-Energie belebten dagegen haben bei ihrer Bewegung die Vorstellung, sie würden bewegt. Wie in der Imagination, von Wind oder Wasser bewegt zu werden, lassen sie sich im gemeinsamen Tanz bewegen durch die Initiative der anderen. Es kann nun – jeweils mit besagter Besinnungspause für die Verwandlung – gewechselt werden, entweder nach Ansage oder auch auf die sich von selbst ergebende Initiative der Teilenehmer/innen hin.

Rein A-Yang aber passiv und rein A-Yin aber aktiv

Dies klingt widersprüchlich und scheint gar nicht möglich zu sein. Ein Professor der chinesischen Medizin sagte einmal zu mir: »Die Leute, die aus eurem Westen kommen und hier chinesische Medizin lernen wollen, denken oft sehr primitiv. Sie meinen, wenn sich ein bestimmter Zustand zeigt, dass er absolut gilt, fixiert und unabänderlich. Wenn eine Energie in einem Körperteil besonders wirkt, dass das nur dort ist; dabei ist in jeder Körperzelle alles vorhanden, und in der Stärke ist auch Schwäche und in der Schwäche auch Stärke.« Man braucht sich nur das Symbol für Yang und Yin anzusehen, um zu verstehen, wie alles ineinander wirkt. Das »Buch der Wandlungen (I Ging)« zeigt eindeutig, dass alles ständig im Wandel begriffen ist. Jeder Augenblick ist im Moment vergangen und und geht bereits verwandelt in den nächsten Augenblick über. Idealerweise ist alles im Fluss und ist uns sowohl bewusst als auch nicht bewusst.

Kommen wir zur eigentlichen Übung und Aufgabe zurück. Im vorangegangenen Abschnitt »Widerstand geben« konnten wir schon erkennen, dass eine starke Yang-Energie nicht unbedingt mit einer Aktion verbunden sein muss, sondern trotz ihrer Stärke nachgebend und (im besten Sinne) beeinflussbar sein kann. Auf Bewegung übertragen bedeutet das, dass das Yang-besetzte Wesen nicht unbedingt die Initiative ergreifen muss, sondern in seiner Stärke auch bewegt werden kann. In seiner Stärke versteht es zwar am leichtesten andere Stärke, im gemeinsamen Sinne von »was meinst du? ach ja«. Dort kann ein einfacher Austausch stattfinden, ohne dass der Zustand, die derzeitige Energie, im wesentlichen verändert würde.

Aber als aktuell herrschende Kraft sich nun verstehend auf Schwäche einzulassen, muss der Stärke nicht abträglich sein, sondern kann eine gewisse Weichheit bewirken und einer gewissen Starre vorbeugen. Das Starke wird jetzt im Tanz von der Schwäche bewegt und beeinflusst, ohne aber dabei seine Yang-Kraft zu verlieren. Das aktuell Herrschende darf passiv sein. Analog dazu kann des Schwache, Zarte durchaus auch aktiv sein. Nicht nur wird es bewegt, sondern es kann sich auch selbst leise und eindringlich bewegen; es kann aktiv wirken, ohne seine Yin-Kraft zu verlieren.

Zusammenspiel von Verstand und Gefühl

Es gibt im I Ging Worte wie »des Kleinen Zähmungskraft« – Orakel 9, oder das Doppelzeichen des Sanften »Das Sanfte ist der Wind« – Orakel 57. Oder die Bemerkung »den Tiger auf den Schwanz treten«. Wenn wir uns im Sinn dieser Bilder in die vorangegangene Aufgabe begeben, kann dies immer nur ein Exempel sein, das aber große innere Aufmerksamkeit erfordert. Diese Aufmerksamkeit sitzt gewissermaßen im Bauch, wird nicht im Nacken gehalten. Sie ist weniger vom Verstand als vielmehr von einem Gesamtgefühl her bestimmt. Im Sinne des I Ging symbolisiert der Bauch das Empfangende. Auf das Gebiet der Chakren übertragen, bedeutet dies, dass die Energie im Tan-tiän und Tan-chung (Zinnoberfeld und Sonnengeflecht) bis hin zum Ch'üeh-p'en (dort, wo sich das Herz öffnet) wirkt, wobei sie, unterstützt vom grundlegenden Hui-yin, dominant und wirksam wird. Die sanfte Kraft ist tief mit der Erde verbunden, dadurch ist ihr Einfluss so stark, auch wenn diese Kraft sanft weiterfließt bis zum Scheitel und das Gehirn mit einbezieht.

Wenn es darum geht, vom Verstand her Aufgaben zu lösen und zu bewältigen, ist das Gehirn in voller Funktion, obwohl es durch das fließende Atmen auf die Kraft aus der Erde angewiesen ist. Die beiden Pole von Yin und Yang ergänzen sich gegenseitig, so wie sich Verstand und Gefühl ergänzen je nach der Lebenssituation.

Im Umgang mit Atmung kommen sich sowohl in der tänzerisch schöpferischen wie in der tanztherapeutischen Arbeit zwei Dinge entgegen, die sich jeweils ergänzen: die vom Hirn bestimmten Aufgaben wie auch zeitweise die Funktion des Atmens, und das durch die Situation vorhandene Gefühl, welches sich ja immer mit der Atmung ausdrückt. Beides beeinflusst sich gegenseitig, nie ist etwas gänzlich – nicht da. Das heißt: Wenn das Gefühl vorherrscht, ist der Verstand nie ganz ausgeschaltet, müssen wir nicht kopflos sein. (Im *authentic movement*, einer tanztherapeutischen Methode, die in den USA durch Mary Whitehouse entwickelt wurde, wird dieser Begriff der Aufmerksamkeit »der innere Zeuge« genannt.)

Wenn vom Verstand her etwas gestaltet oder reflektiert wird, kann dies niemals gänzlich ohne Gefühl geschehen, so verborgen das Gefühl momentan auch sein mag. Einmal ist der Vorgang willkürlich, das heißt er wird bewusst (fast funktionell) vom Verstand her eingeleitet; ein anderes Mal gestaltet sich die Bewegung unwillkürlich. Verstand und Gefühl kommen sich gewissermaßen entgegen.

Zusammenfassend ist zu sagen: Verstand und Gefühl nähern sich und vereinigen sich. Das Entstehende oder Entstandene ist nicht nur vom Verstand und nicht nur vom Gefühl her bestimmt; der Vorgang ist weder ganz bewusst noch ganz unbewusst; beides ist in einer Kreation enthalten.

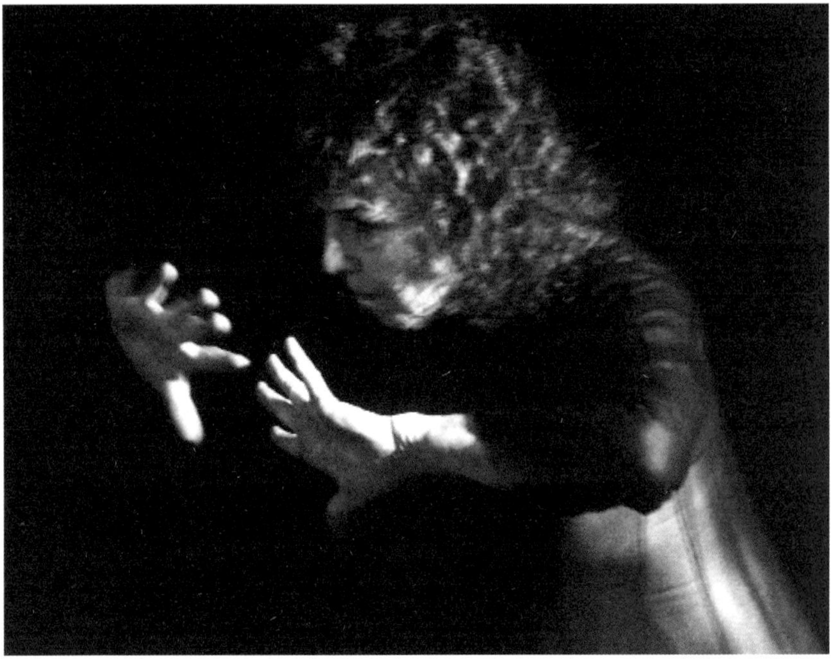

Willkürlicher Einfluss auf Atmung und Ausdruck

Umkehr der Atmung

Ich möchte zwischen einer unwillkürlichen und einer willkürlichen Umkehrung unterscheiden.

Die unwillkürliche Umkehrung geschieht aus einem unmittelbaren Erlebnis heraus. Durch die stattgefundene Abfuhr (mit dem notwendigen loslassenden und abgebenden Ausatmen) ergibt sich unwillkürlich eine Lösung zum Sich-Öffnen und Verwandeln. Das Ausatmen hat sich unwillkürlich in ein erfülltes Einatmen verwandelt.

Die beiden ersten Beispiele Übung 1 und Übung 2 zeigen diesen Vorgang. (An die Übung 2 habe ich dann eine »willkürliche Umkehrung« angeschlossen.) Die willkürliche Umkehrung wird gewissermaßen künstlich eingeleitet. Der Beginn der Bewegung geschieht bewusst vom Atemvorgang her. Eine Umkehrung besagt, dass dabei genau die gleiche Bewegung mit umgekehrter Atmung erfolgt. Das heißt, wo vorher ausgeatmet wurde, wird jetzt eingeatmet, und umgekehrt. Da eine Atemeinheit aus Ein- und Ausatmen oder aus Aus- und Einatmen besteht, wird die ausdrucksbetonte Hauptaussage jeweils entweder in der ersten oder der zweiten Hälfte einer Atemeinheit ausgedrückt, die jeweils andere Hälfte wirkt wie in der Musik als Auftakt oder Abklingen. Um dieses ausdrucksbetonte Ein- oder Ausatmen geht es. Wo liegt die Betonung, der wichtigste Teil des Ausdrucks? Dieser wichtigste Teil der Bewegung wird nun mit der gegensätzlichen Atmung ausgeführt, was bedeutet, dass vorerst, mit Verstand ohne Ausdruck und Atmung gewissermaßen, der Bewegungsablauf exakt deutlich sein muss.

Bei einer Umkehrung können sich Dynamik und Betonung verschieben, aus aktiv kann passiv und aus passiv aktiv werden. Die Hauptaussage kann eine ganz andere werden. Vor der geatmeten Umkehrung muss unbedingt wieder aus dem Gesamtfluss der Bewegung heraus eine natürliche Atmung vorhanden sein. Zu beachten ist, dass das Einatmen meist die notwendige Quelle der Energie darstellt, die diese (umgekehrte) Aussage braucht; also ist es klug, leise mit dem Einatmen zu beginnen. Die Umkehrung drückt meistens vom Gefühl her die Ergänzung der ursprünglichen Aussage aus.

Die Ergebnisse werden auf verschiedene Weise erlebt. Für die einen ergibt es sich sehr einfach, dass die Umkehrung eine beglückende Ergänzung darstellt, ja dass sie sogar als überraschende Erweiterung der eigenen Aussagemöglichkeit erlebt wird. Andere tun sich zuerst etwas schwer, von der Atmung her die Quelle ihrer Energie zu finden und können die Hilfe der anderen gebrauchen, damit die Bewegung präzise die gleiche bleibt. Dabei wird oft die untere Raumebene vergessen. Beim Einatmen entsteht dann eine Blockade in der Magengegend oder schon im oberen Brustkorbbereich, besonders wenn die ursprüngliche Bewegung mit einem heftigen abwärts gerichteten Ausatmen ausgedrückt wurde. In diesem Fall gelingt es manchen nicht gleich, die Atmung von unten her in den Rücken einströmen zu lassen, was ein inniges Wohlgefühl schafft.

Wenn eine Umkehrung aus diesem oder einem anderen Grunde sich unangenehm anfühlt, ist es nicht notwendig, dies jetzt zu forcieren. Dann ist es angebracht, unbedingt die ursprüngliche Version zu behalten und voll zu genießen. Es könnte sich herausstellen, dass es gut wäre, einiges an der Gesamtatmung zu beachten, zu üben oder an einer aufgedeckten Problematik aufzuarbeiten. Es muss nicht diese Umkehrung sein.

Übung 1: Das zornige Kind

(Siehe auch mein Buch »Atem, Tanz und Therapie«, S. 87)

Zuerst ist ein einfaches Gehen da. Durch das natürliche und erdhafte Auftreten werden immer mehr von der Körpermitte her die Arme weggeschleudert (Tendenz A – des Ausatmens). Die Hände sind dabei gelöst und geöffnet, damit alles Lästige und Verspannte hinausbefördert werden kann. Es ist wichtig, die direkte Mitte, das ist die Taille in der Höhe des Bauchnabels, als Verbindungspunkt zu denken, von dem aus sich Unter- und Oberkörper gegeneinander verschrauben. Während durch die Hüften beim Ausschreiten abwechselnd rechts und links eine starke Vor- und Rückbewegung ausgeführt wird, öffnet sich gegenläufig der Rumpf während des Schleuderns von der Mitte her (Bauch). Von unten her öffnet sich der Brustkorb vom Sonnengeflecht bis zum Schultergürtel, mit möglichst befreitem Nacken, so dass auch der Kopf und das Gesicht alle Verspannungen hinauslassen können und allmählich gelöster werden. Durch die Wucht der schleudernden Arme vollzieht der Oberkörper dabei fast eine völlige Wendung und gelangt schließlich zu einem geöffneten Gelöstsein, bis sich von selbst die Tendenz E (des Einatmens) einstellt und ein leichtes luftiges Hüpfen entsteht. Es wurde genug Zorn abgeladen und hinausgeschickt, durch das kräftige Ausatmen wurde der Chakrenfluss frei und gereinigt, und es wird Zeit für ein einfaches Einatmen, eine heilende Erneuerung der Energie.

Übung 2: Von der Trauer zur Freude

(Siehe auch Fe Reichelt »Atemübungen – Wege in die Bewegung«, Übung 19 und 20, S. 52-55)

Spezifisch für einen wesentlichen Gefühlsanteil ist auch hier wieder die Zone des Zwerchfells und des Brustkorbs. Dort kann das Seufzen stattfinden; durch das wiegende Hinuntersinken (A) (abwechselnd auf das rechte und linke Standbein) in die seitliche Körperwelle wird die angestaute Verhaltenheit gelöst. Während die eine Seite einsinkt und damit gewissermaßen Platz gemacht wird, öffnet sich gleichzeitig die andere Seite für ein sanftes Einströmen neuer Energie. Nach und nach kann sich mehr oder weniger ablösen von der starken seelischen Überlastung, die vorerst von Heftigkeit (A) bestimmt wurde. Dann geschieht endlich ein heilendes Aufatmen, sodass auch der Brustkorb bis zum Brustbein und dem Schultergürtel hin sich befreiend öffnet. Es sind wieder einmal die drei Räume des Unten, der Mitte und des Oben, die sich nacheinander aufbauen und öffnen: der Austausch mit dem unteren Raum der Erde, auf dem alles abgeladen werden kann und der alles aufnimmt; das Öffnen zur Mitte, die den Austausch zu anderen Menschen schafft; und das Öffnen nach oben, wo sich schließlich wieder alles ergänzt.

Zur Ausführung der Übung eignet sich eine ruhige melodische Musik. In der Gestaltung ergeben sich drei Teile, die am besten jeweils kurz angesagt werden:

1. das nach unten abgehende Belastende; es wird zum Selbstgespräch (untere Ebene);
2. das Selbstgespräch wird zur Mitteilung im Unterwegs (mittlere Ebene);
3. das anfängliche Seufzen (nach unten – A) wird zum Jauchzen (nach oben – E – obere Ebene).

Jede/r Teilnehmer/in befindet sich bei intensivem Ausführen dieser Übung in der eigenen Geschichte und dem eigenen Geschick. Es findet gewissermaßen ein Selbstgespräch statt. Hände erzählen dir dabei, was in dir los ist. Allmählich bringt uns dieses Selbstgespräch in wandernde Bewegung und in eine Bereitschaft für eine Mitteilung, denn: in dem Maß, wie ich jetzt einverstanden bin mit meinem Geschick, bildet sich Verständnis und Offenheit auch für andere. Ohne Worte über mein persönliches Geheimnis zu äußern, verstehe ich mich mit anderen in der Mitteilung und in der Anteilnahme. Oft besteht die Gruppe nur aus Frauen. Die Frauen fühlen, dass sie irgendwie ein gemeinsames Geschick haben. Und wenn es eine gemischte Gruppe ist, ist immer in gewisser Weise ein geheimes ähnliches Geschick vorhanden. Wenn die Teilnehmer/innen einer Gruppe noch nicht lange beisammen sind, genügt diese Improvisation vollauf, um das Erlebnis der veränderten Stimmung zu haben.

Anschließende Einzelarbeit in Kleingruppen

Bei etwas erfahreneren Teilnehmer/innen bietet sich hier eine Vertiefung an. Nachdem in der großen Improvisation die gesamte Verwandlung vom ersten introvertierten Wiegen bis zur sich äußernden Öffnung erlebt wurde, bilden sich Gruppen zu dritt oder zu viert für eine gemeinsame Arbeit zur Verinnerlichung ihrer Mitteilung. Eine erste Aufgabe ist, dass zunächst alle für sich ihre persönliche Aussage so deutlich wie möglich auf drei wesentliche tänzerische Formen beschränken, für jede Stufe das momentan Wichtigste. Danach zeigt jeweils eine/r den anderen der Kleingruppe die eigenen Bewegungsformen. Gemeinsam wird der Ausdruck und Gefühlsinhalt dabei besprochen.

Übung 3: Willkürliche Umkehrung – ein Beispiel

Angeknüpft wird hier an die vorausgegangene Situation. Die Arbeit an der Umkehrung vollzieht die gesamte Kleingruppe. Nacheinander beginnt jeweils eine/r mit den eigenen Bewegungen, wobei die anderen Zeugen sind und äußerst genau auf die Bewegungsform achten, die jeweils mit der gegensätzlichen Atemeinheit ausgeführt wird. Gemeinsam werden die Ergebnisse dieser Umkehrungen und der jeweiligen Gefühlsinhalte besprochen. Anschließend kommen die anderen nacheinander auch zur gründlichen Bearbeitung ihrer jeweiligen Umkehrungen und Ergebnisse. Möglicherweise lassen sich nicht alle drei Formen verwandeln, es mag genügen, davon nur zwei oder eine gemeinsam auszuwählen. Es könnte aber auch reizvoll sein, nochmals neu jeweils die einfache Form eines neuen Gesamtausdrucks zu finden und wiederum in dieser Weise zu analysieren.

An die Kleingruppenarbeit schließt sich in einer großen Runde ein Austausch und eine Wertung der Gespräche und Erfahrungen an. Es gibt eine Menge überraschende und nachdenklich stimmende Einsichten in den momentanen Lebensprozess.

Von ebenso großer Wichtigkeit kann dieser Umkehrungsprozess für die Gestaltung von Tänzen sein, da es eine Grundform gibt, die durch die Atmung sowohl gegensätzliche als auch ergänzende Inhalte darstellen kann.

Ständige Besinnungen – Im Vorübergehen aufgefangen

Du siehst sie – andere, Freunde oder Fremde – unwillkürlich erfasst du innerlich den Ausdruck ihrer Körperhaltung und Bewegung und bist spontan dabei, ihre Atmung zu erkennen. Man könnte sagen: erraten, aber es ist noch etwas anderes als das, weil der Verstand kaum vorrangig wird. Unwillkürlich erkennt mein eigener Atem die Atmung der anderen. Momente lang atme ich die gesehene Atmung mit, fast identisch. Dann entscheidet mein Gemüt, ob ich weiterhin mitatme (dabei gleichzeitig bei mir und bei dem, der oder den anderen bin) oder ob ich mich wieder von der Atmung der anderen trenne und mich sogar in Gegensatz dazu setze, beziehungsweise wieder nur bei mir bin. Meistens läuft dieser selbstverständliche Vorgang unbewusst bei mir ab. Er hat sich sozusagen verinnerlicht, ohne besonders bedacht zu werden. (So wie ich beim Autofahren in der Regel automatisch schalte und ich mir das Schalten nur im Ausnahmefall bewusst mache, als »Geistesgegenwart«, wo Unbewusstes und Bewusstes zusammentreffen.)

So merke ich bei einem Vorbeigehen, dass es meine – von mir so genannte – »kleine Neugier« ist, die mich ständig neu am Leben interessiert sein lässt. Das Gleiche gilt für mein Gehör. Unwillkürlich achte ich auf alle Klänge, die mein Ohr erreichen. Die menschliche Stimme lässt mich auf ihren Ausdruck lauschen. Das Lachen als eine Urform des Ausdrucks hat mich von jeher angezogen, in der eigenen Reaktion, beim Anblick und beim Anhören, beim Klang, der mein Ohr erreicht. Unwillkürlich reagiert dabei der Impuls meiner Atmung, vielfältig, lässt mich vom Grad des Angestecktwerdens über neugieriges Hinschauen bis hin zum Erstaunen kommen. In der landläufigen Redensart: »Ich könnte mich ausschütten vor Lachen«, war Lachen für mich immer untrennbar mit dem Ausatmen verbunden und stellt eine der besten natürlichen »Atemübungen« dar.

Es ist noch gar nicht so lange her, dass mich Staunen ergriff, als ich plötzlich eingeatmetes Lachen entdeckte, und das bei nahen Freunden. Dann erlebte ich es – höchst selten – noch einige Male. Die Lachenden waren so erfüllt von der Situation, dass sie ihren Gefühlsausdruck förmlich mit dem Lachen einsaugten, sodass hier das Lachen untrennbar mit dem Einatmen verbunden war. Danach war eine Frage für mich noch nicht ganz beantwortet, bzw. musste für mich nochmals hinterfragt werden, wenn ich den Vergleich mit meiner geliebten Übung »Von der Trauer zur Freude« überprüfe (siehe S. 49): Der Schmerz wird in diesem Beispiel gewissermaßen auch »ausgeschüttet« durch das Seufzen. Kann er ein noch früheres Stadium haben, indem Weinen ebenfalls (einatmend) zuerst nach innen geht, ehe es endlich nach außen abgeben kann?

So bin ich auf meinem langen Weg der »kleinen Neugier« immer auf Überraschungen gefasst.

Bedürfnis, Bedarf und Bedürftigkeit

Kraftquellen im eigenen Körper

- Die Übung wird durch Mantras-Musik begleitet – durch die Körperwelle wird dabei Zugang zu den eigenen Chakren (Kraftquellen) gefunden. Zuerst die Zone mit den vertrauensvollsten positiven Empfindungen suchen. Bei einem Gehen zu zweit zeigen sich beide diese gegenseitig, indem sie die rechte Hand auf diese Zone legen. Beim Weitergehen, nach Suche der unsichersten, bedürftigsten Stelle, wird diese mit der linken Hand belegt.
- Unterstützung durch Partner. Ein/e Partner/in begleitet gehend (oder stehend) durch Handauflegen bei der/m Betroffenen zuerst die positive Zone, um die Vertrauenszone als Kraftquelle zu verstärken. Danach wird die Schwachstelle berührt. Beide Zonen werden in Verbindung miteinander gebracht. Der/die Begleiter/in versucht zu spüren, auf welche Weise er/sie die Strömung der Energie von der starken zur schwächeren Zone unterstüzen kann. Beide vereinbaren, ob dabei mehr oder weniger Berührung gut tut. Nach einer Weile löst sich der/die BegleiterIn, so dass nun der/die Behandelte allein die eigenen Quellen spürt und in den Gesamtfluss der Chakren-Linie integrieren kann. (Anschließend erfolgt Partnerwechsel.)
- Im Anschluss tauschen sich die Partner aus über positive wie negative Empfindungen und das Ergebnis der heilenden Begleitung. Denn im eigenen Körper ist die heilende Quelle, und im Gesamtfluss der Chakren-Linie kann die bedürftige Stelle von der eigenen Vertrauens-Quelle versorgt werden.

Drei Raumebenen der Zuwendungsmöglichkeit

- Jeder geht einzeln, bodenverbunden und in sich versunken, Schritt für Schritt in der Vorstellung der Körperwelle (die Aufmerksamkeit ist nur bei sich und der unteren Raumebene zugewendet). Während der Beschleunigung der Schritte (hier wird die Beachtung der langsamen Körperwelle während des einzelnen Schrittes aufgegeben) wandert die Aufmerksamkeit unwillkürlich in die mittlere Raumebene, zur Begegnung mit den anderen Teilnehmer/innen, mit der Möglichkeit einzelner Blickkontakte. Grundlage ist jedoch weiterhin der erdverbundene fließende Gang. Bei weiterer Beschleunigung ist kein einzelner Blickkontakt mehr möglich, der gesamte Körper bekommt gewissermaßen instinktive Sicherheit. Den Fluss des Gehens wahrend, gelingt es unwillkürlich, die jeweiligen Zwischenräume zu finden. Die Aufmerksamkeit ist auf alle gerichtet, auf den gesamten, nun erweiterten Raum.

- Auf ein vorher angekündigtes Zeichen, beispielsweise das Wort »Jetzt!«, wird ohne Unterbrechung des fließenden Gehens jeweils ein zufälliges Nebeneinander der Wege mit einer/m der Teilnehmer/innen erkannt, sodass nun wie magnethaft ein Arm mit dem sich in gleicher Richtung befindenden Arm einer/s anderen zusammenkommt. Der Weg wird ohne Unterbrechung zu zweit fortgesetzt. Es kommt darauf an, den Armkontakt nicht zu verlieren. In vielfältigen Kurven wechseln beide Teilnehmer/innen wortlos die Initiative. Dabei ergibt sich jeweils, dass die/der eine sich mehr der Initiative der/des anderen hingibt, die/der dabei unwillkürlich die größere Verantwortung übernimmt. Verschiedene Geschwindigkeiten können ausprobiert werden.
- Wieder, auf ein Zeichen der Aufforderung dazu, kommen zwei Paare – ebenfalls wie magnetisch – zusammen zu einer Viererreihe, dabei ergibt sich erneut ein haptischer Führungswechsel während der Kurven. Die Verantwortung für die Kurven wird größer für diejenigen, die an der Innenseite gehen, sie müssen darauf achten, dass die Außengehenden genügend Zeit für den viel größeren Bogen bekommen. Die in der Mitte Befindlichen haben dementsprechend achtsam zu sein.
- Die bestehenden Quartette werden wieder zu Paaren aufgelöst, schließlich wird jegliche Bindung gelöst. Das Gefühl der Freiheit ist erstaunlich. Deutlich sind die Gesichter fröhlich, die Arme werden in die Höhe geworfen. So interessant die vorangegangene Aufgabenstellung war, so groß ist die Erleichterung, jetzt endlich allein und ohne Verantwortung zu sein.

Die Übung ist ein Beispiel für die verschiedenen Befindlichkeiten, die jeder Mensch, der mit anderen zu tun hat, braucht. In derselben Reihenfolge wie beim Aufbau der Körperwelle (oder wie bei der Übung »Von der Trauer zur Freude«) ist es zuerst die Kraft der Erde, der meine Aufmerksamkeit gilt (die Vorbereitung im einzelnen Schritt); ich brauche zuerst eine Verantwortung für mich selbst, ehe ich (beim weiteren Gehen in gemäßigtem Tempo) die anderen sehe und Zeit habe, ihnen in die Augen zu schauen, Zeit sie wahrzunehmen. Wir befinden uns auf der mittleren Raumebene, auf der die Kommunikation mit den anderen stattfinden kann. Wenn im folgenden die Gesamtgruppe schnell wahrgenommen werden muss, ist der Raum erweitert. Es ist nicht genügend Zeit da für die Wahrnehmung Einzelner. Aber es wächst die Fähigkeit, sie intuitiv gemeinsam zu sehen, ohne aneinander zu stoßen.

Das ist die Übung der Achtsamkeit in der jeweils zur Verfügung stehenden Zeit. In einem analogen Fall im praktischen Leben sollte für jede Situation entsprechend Zeit zur Verfügung stehen. Im zweiten Teil der Übung ist es die Verschiedenartigkeit der Verantwortung, die je nach Schwierigkeitsgrad übernommen wird.

Oft ist das konzentrierte Bei-sich-sein mit der erdverbundenen Atmung in der Zwischenzeit verloren gegangen. Deshalb ist es interessant, die Übung zu wiederholen.

Zusätzlich ist interessant, dass bei erneutem Kontakt jede Verbindung anders ist durch die Verschiedenheit der einzelnen Energien, auch ist das Erlebnis rechter oder linker Arm von Interesse.

Mit dem Herzen sehen

Es geht hier in der Atemwelle um das Empfinden (beide Partner mit dem Rücken zueinander stehend, mit Tuchfühlung, aber auf eigenem Stand). So kommt es zu einem gemeinsamen Atmen, das allmählich in ein gemeinsames seitliches Wiegen übergeht. Das heißt, dass die Atemwelle einmal auf dem Gewicht des einen, dann auf dem Gewicht des anderen Beines ausgeführt wird und so ein Wiegen der Hüften zur einen und zur anderen Seite entsteht. Allmählich wendet sich das Wiegen mehr zur einen Seite hin; das bedeutet, dass eine Seite der Wiegenden in der Armberührung verbunden bleibt und die andere Seite sich schließlich ganz löst, bis beide Seiten befreit sind und die

Paare sich gegenüberstehen. Nach kurzem Einverständnis hinsichtlich der Reihenfolge tanzt zunächst eine/r eigene momentane Gefühle und der/die andere betrachtet ihn/sie mitatmend (verstehend mit dem Herzen). In einer kurzen Sequenz des Zusammenkommens durch Umarmen, Anlehnen oder Tuchfühlung eigener Wahl wird Zeit gelassen für eine Besinnung auf das eben Getanzte/Gesehene.

Danach tanzt die/der soeben Betrachtende das Wesentlichste des Tanzes, und die/der »Betroffene« schaut, wie weit sie/er sich verstanden fühlt. (Es muss keine präzise Spiegelung oder äußerliche Nachahmung sein, vielmehr wird aus dem Gefühl heraus versucht, das Wesen des Gesehenen und Verstandenen mitzuteilen.) Verbaler Austausch.

Danach Partnerwechsel.

Abschlussrunde. Sitzen im Kreis. Nach kurzem gemeinsamen Gespräch über den Sinn dieser Übung kann, wenn es die Stimmung ergibt, eine plötzliche Aufforderung erfolgen: Spontanes Imitieren eines Typmerkmals beim Sprechen des Partners, mit dem es gerade zu einem starken verbalen Austausch kam.

Auch dies ist eine liebevolle humorvolle kleine – wenn auch eher präzise – Imitation, die aber viel gemeinsames Lachen und gegenseitiges Annehmen beinhalten kann.

Verwandlungen in der Dynamik

Imagination Wasser

Musik: Glassworks 1, 3, 5, 6 von Philipp Glass

1. Meditierende Vorstellung von fließender Bewegung

Die Energie fließt durch uns hindurch in den Raum hinein, sie fließt durch uns hindurch zurück bis in die Wurzeln der Erde hinab. Der Raum breitet sich aus sowohl unter der Erde als auch überall in der Weite.

Zuerst versuchen alle für sich, in fließende Bewegung zu kommen, dann miteinander. Dadurch fließen Bewegungslinien teils nebeneinander, zum Teil verweben sie sich auch ineinander und auseinander.

2. Meditierende Vorstellung von Fluss – die Vorstellung von Wasser

Durch die Vorstellung, nun selbst Wasser zu sein, verändern sich Atmung und Bewegungsrichtungen je nach der Vorstellung, in welche Art von Wasser du dich verwandeln lässt. Bilder beeinflussen die Atmung und die jeweiligen Facetten von Yin- oder Yang-Energien. Ein sprudelnder oder sanft dahinfließender oder auch ein reißender Bach ist anders als ein ruhiger, schmaler oder breiter Fluss; anders wieder ist eine starke Strömung mit Stromschnellen als eine ruhige Zone fast stehenden Wassers. Ein stiller See ist anders als ein weites Meer, und das wieder verschiedenartig bei Windstille oder Sturm, bei sanftem Wellengang oder starker Brandung.

Es ist das Gefühl, das sich auf diese Vorstellungen einlässt, sich dem Medium hingibt, weniger ein äußerliches Imitieren, obwohl das auch eine Hilfe sein kann beim Ausprobieren. Versuche, es selbst zu sein – in diesem Fall das Wasser –, versuche, Atmen, Bewegung und Imagination in eins zu bringen.

Aufgaben: Drei Vorstellungen von Wasser

1. Wasser selbst, 2. ein Gegenstand, der auf dem Wasser schwimmt (ein Blatt, eine Blüte), 3. ein Lebewesen, das im Wasser schwimmt.

Zuerst probiert jede/r alles für sich selbst aus. Wenn du eine Vorstellung von dir selbst hast, so ergänzt dich die Umgebung in deiner eigenen Phantasie und belebt dich, wie in einem von dir erlebten Traum. Du erkennst deine Umgebung in der Wasserwelt in ihrer jeweilig verwandelten Dynamik. Der Kontakt, der tänzerisch miteinander vorhanden ist, entspricht dem Zusammenleben einer Vielfalt von Lebendem in der Natur, das sich gegenseitig ergänzt. So ist in der tänzerischen Kommunikation unwillkürlich Verständnis vorhanden. Es kann dabei durchaus der Fall sein, dass die anderen ihren eigenen Vorstellungen folgen, die nicht identisch sind mit deiner Phantasie, aber sie passen in deinen Traum, und es ist ein gemeinsames Verständnis da. (Auch ein Zuschauer muss in einer Tanzgestaltung, wenn sie lebendig und überzeugend ist und »rüberkommt«, nicht unbedingt die gleiche Vorstellung haben wie der Tanzende. Es wird das in ihm angesprochen, was ihn beim Zuschauen innerlich bewegt und erregt. Die Art des Erlebens besitzt die gleiche Wellenlänge. Das heißt nicht, dass der Tanz beliebig ist, der Tanzausdruck löst aber sowohl gleiche als auch verschiedenartige Erinnerungen im Zuschauer aus und wird in der Erlebnistiefe verstanden.)

Zurück zur Aufgabe: Es bilden sich Dreier- oder Vierergruppen. Jede/r versetzt sich in eine der drei vorgegebenen Vorstellungen. Zuerst kann sie direkt zugeteilt werden. Ihr braucht sie euch nicht zu verraten. Die/der andere ist wieder deine Traumergänzung. Nach einer Weile wird eine Verwandlung angesagt (ohne dass untereinander gesprochen wird): Verwandelt euch allmählich in eine andere der drei Vorstellungen. Wieder seid ihr jeweils eure Ergänzungen (dabei kann es jetzt sein, dass zwei die gleiche Dynamik verkörpern und eine der drei Verkörperungen nicht dabei ist). Ein zweites Mal wird eine Verwandlung angesagt, sich nun in die bisher noch nicht gewählte Vorstellung zu begeben. Wieder hat sich die kleine Wasserwelt verändert, und das Zusammenspiel ist neu. Ein letztes Mal sage ich eine Verwandlung an, mit der Aufforderung, entweder darin zu bleiben oder in die geliebsteste der drei Versionen zu schlüpfen.

Die Aufgabe kann nun, je nach Zeit und momentaner Bereitschaft, nochmals erweitert werden, indem die kleinen Wasserwelten sich öffnen und plötzlich eine große Wasserwelt da ist mit vielfältiger neuer Begegnung.

Am Ende gilt es, zu einem Abschluss zu kommen. (Sich umschauend sehen alle ähnliche und doch verschiedene Wasser-Versionen.)

Letzte Aufgabe: Wieder zur Vorstellung des eigenen (menschlichen) Bewegungsflusses zurückkehren. Dies könnte ein Abschluss sein.

Sollte noch Zeit und Bereitschaft da sein, kann entweder gleich oder nach kurzer Pause noch eine gegensätzliche Aufgabe erfolgen (sonst kann dies an einem anderen Tag in Anlehnung an diese Vorgeschichte angesagt sein): Versucht, in den vorhandenen Bewegungsfluss – trotz fließender Musik – Stops und Gebärden einzuflechten (Herausforderung!), sodass Begegnungen möglich sind. Dabei kann sich ebenfalls eine Dynamik der verschiedenen Energien von Bewegen und Bewegtwerden ergeben; ein Zusammenleben, aus der Wasserwelt ins Menschliche gespiegelt, auch wenn Gegensätze vorhanden sind.

Durch Beschränkung eine Vielfalt des Körperausdrucks

In den folgenden Improvisationen verwandelt sich die Dynamik unwillkürlich durch die Aufgabenstellung. Es wird zunächst bewusst nicht auf Atmung geachtet. Zur Begleitung empfiehlt sich eine lebhafte Musik (u. a. Musik von Büdi & Gimbels). Es sei darauf hingewiesen, dass die Anweisungen strengstens befolgt und die angewiesenen Beschränkungen eingehalten werden müssen.

»Nur der Fuß kann sich ausdrücken! Er ist der einzige Kanal unserer Mitteilung!« Dadurch werden die Füße bewusst gemacht – die Füße bewegen sich, treten in Kontakt mit anderen Füßen, es entsteht ein Fußtanz. Die Füße bleiben als Ausdruck bestehen, der sich aber allmählich nach oben erweitert. So kommt eine Körperzone nach der anderen dazu (mit jeweils präzise nach oben hin beschränkender Grenze), die sich mitbewegen darf: also – bis zum Unterschenkel und dem Knie; bis zum Bein aber noch ohne Beteiligung der Hüfte; dann bis zur Hüfte, aber noch ohne das Becken; dann bis zum Becken; bis zum Bauch ohne Brustkorb, bis zur Brust ohne Schultern, bis zum Nacken und den Armen ohne Hände, und schließlich – nach dem Zwang, Gesicht und Hände nicht zu bewegen – sind auch sie freigegeben. Also: Der tänzerische Ausdruck der Füße und ihrer Bewegungen hat sich erweitert zum gesamtkörperlichen Ausdruck.

Durch diese unnatürliche Beschränkung, aber den ständigen deutlich-beschränkt zugelassenen Körperausdruck sind plötzlich alle Hemmschwellen überwunden, sobald Gesicht und Hände, unser natürlichster Ausdruck, frei werden. Die Grenze zum gehemmten Ausdruck ist völlig weggefegt. Übermut macht sich freudevoll breit.

Nachdem so eindrücklich jeder Körperteil gespürt wird, kann ohne Hemmung vom Verstand her auch Absurdes im Ausdruck erscheinen und bekommt einen eigenen, teils durchaus humorvollen Sinn. Es ist eine kindliche Unbefangenheit entstanden. So kann eine neue Aufgabe gestellt werden.

- Kommunikativ tänzerisches Ausleben verschiedener »Ticks«, das heißt: Während des Gehens in schnellem Tempo in ständig verschiedenen Richtungen kann jeder mit seinem Kennzeichen begrüßt werden. Kennzeichen meint hier, dass immer nur eine (beschränkte) Körperzone als alleiniger Ausdruck gewählt wird, aus der Erinnerung an die Vielfalt der vorhergegangenen verrückten Situationen. Wird dieser »Tick« langweilig, wird irgenein anderes (und zwar ungewohntes) Begrüßungszeichen gewählt. Motto: lass dich von dir selbst überraschen wie auch von anderen, wage gewissermaßen hemmungslos die Vielfalt! Es entsteht auf erstaunlich natürliche Weise eine befreiende Fröhlichkeit.
- Eine Phase der Wiedereingliederung in sich selbst. Durchatmen und Wahrnehmung der einzelnen Körper-Ausdrücke in sich selbst. Auch scheinbar Absurdes hat einen möglichen Ausdruck in der Körpersprache und gehört zu unserer Vielfalt, so wie alle Farben zur Vielfalt der Farben gehören.
- Kommunikation dieser einzelnen Zonen innerhalb des eigenen Körpers.
- Kommunikation dieser einzelnen Zonen mit einzelnen Zonen der anderen.

Nun ist es Zeit für ein Nachspüren der Körpervielfalt, um wieder atmend die Ganzheit wahrzunehmen.

Es entsteht eine völlig neue Art der Dynamik.

- Neue Aufgabe: Wechsel zu anderer Musik (Musik von Meredith Monk hat sich als hervorragendes Medium erwiesen. Es ist gut, eine Musik mit Stimmenvielfalt zu wählen.)
- Der Körper nimmt die Musik auf, wie ein Schwamm Wasser aufnimmt. So geschieht gewissermaßen eine Musikaufnahme und Reflexion durch den Körper. Die Musik bewegt den Körper, dieser stellt gewissermaßen die gehörten menschlichen Stimmen dar. Eigene Möglichkeiten können ausprobiert werden, beispielsweise aktiv nach der Musik zu tanzen (wie gewohnt). Durch die Hingabe an das Gehörte ändert sich der Tanz in das passivere Bewegt-Werden. Und schließlich: Durch das Gehörte (die Klänge dringen durch das Ohr in den Körper) strömt der Klang/Ton aus den jeweiligen verschiedenen Körperzonen hinaus. Es ist so, als wenn aus dem bewegten Körper die Töne, die Stimmen entströmten (bei A, meistens unbewusst).
- Dadurch entsteht eine absichtslos-ausdrucksstarke Bewegung durch die Musik (als sei die Musik im Körper entstanden). Es kann zeitweise aus der Vielfalt der gehörten Stimmen eine ausgewählt und verkörpert werden. So wie viele Stimmen gleichzeitig im Raum zu hören sind, ist auch die Bewegung eine vielfach verkörperte.

Ein Zuschauer sieht gewissermaßen diesen Chorgesang verkörpert, den er hört. Ein Gehörloser würde den Ausdruck der Stimmen sehen können.

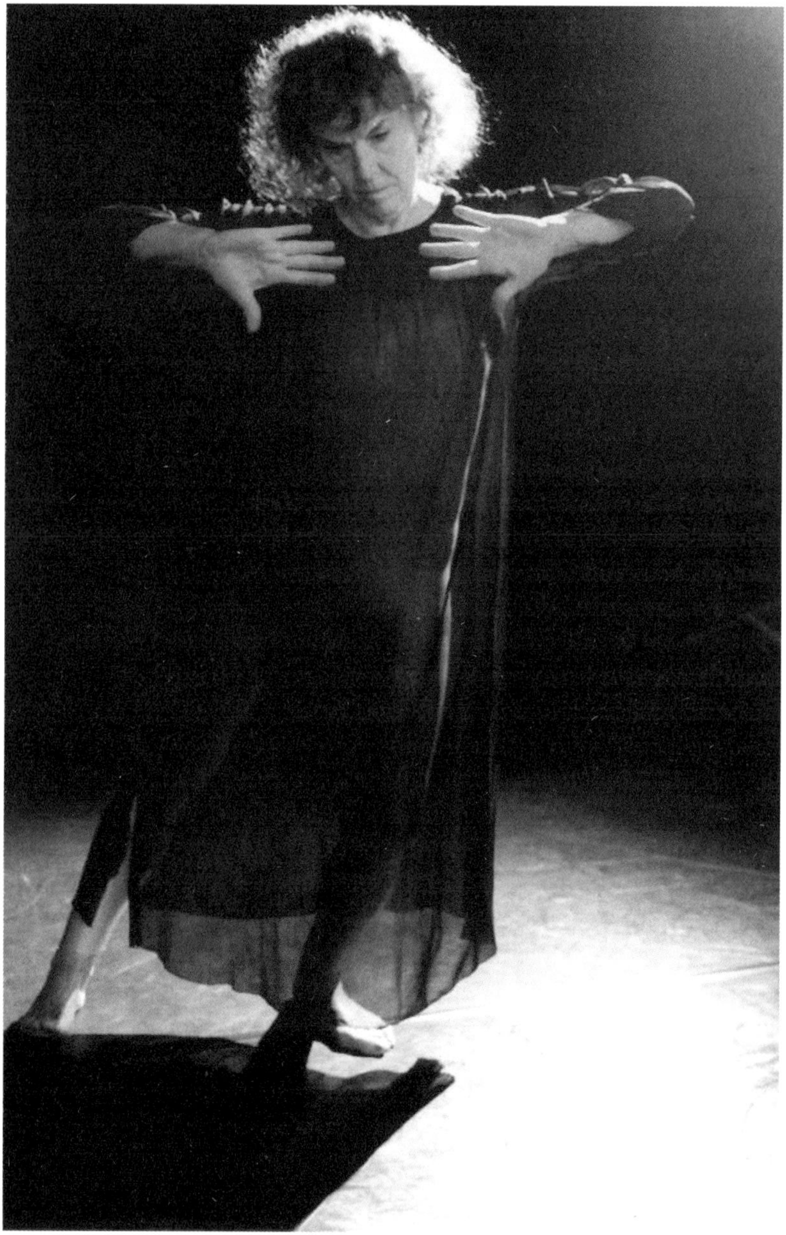

Grundlegende Übungen zur Regeneration

Die Übungen können jederzeit in Morgen- oder Aufbauübungen integriert werden. Sie können als Vorbereitung zum Tanz dienen. Darüber hinaus können sie auch einzeln bei wenig Zeit Erholung vermitteln.

Atmung und Vorstellungskraft – Verschiedene Möglichkeiten

Zunächst möchte ich auf das Wesen der »Atem-Übung« zu sprechen kommen. Um überhaupt eine Grundlage für Verwandlung und Veränderung zu schaffen, muss in die Unbewusstheit der Atmung eingegriffen werden können, ohne dass die Atmung unnatürlich wird.

Ursprünglich ist die Atmung etwas Unwillkürliches, wird meist nicht beachtet und unterliegt der jeweiligen Situation und Stimmung. Doch erstaunlicherweise kann die Vorstellung von einer bestimmten Form der Atmung durch das Gehirn an den Körper weitergegeben werden, die Atmung kann von den Gedanken zuerst bewusst (willkürlich) begleitet werden, um dann wie selbstverständlich (unwillkürlich) vorhanden zu sein.

Diese Vorstellung kann in jeder Körperlage, in den unterschiedlichsten Situationen in die Tat umgesetzt werden. Der Impuls kommt von oben, das heißt aus den eigenen Gedanken oder denen der anleitenden Person. Die Vorstellung wandert in Begleitung der Atmung zu den bezeichneten Körperzonen; zusätzlich können die Hände den Weg der Atmung begleiten, mit oder ohne direkte Berührung des Körpers.

Unser seelischer Ausdruck zeigt sich bewusst aber auch unbewusst in unseren Händen, zum Beispiel beim Sprechen. So kann auch umgekehrt mit der Hand ein seelischer Zustand gefühlt werden; durch die Hand kann bei Berührung Wärme und Mitgefühl fließen. Aber auch wenn sich die Hand ohne direkte Berührung des Körpers in der Richtung des Atmens bewegt, ist es leichter, die atmende Energie tatsächlich in der gewünschten Körperzone zu spüren. Die Kontrolle, die vorher noch im Kopf saß, vom Nacken gehalten, wandert gewissermaßen in den Bauch; und schon hat der Körper die Art der Atmung mit den dazugehörenden Empfindungen übernommen. (Es ist darauf zu achten, dass nachträglich wirklich der Nacken genügend entspannt ist, sodass allmählich ein spontanes Gefühl des Vertrautseins entsteht, das deutlich in der Mitte des Körpers zentriert ist.)

Gehen und Atmen

Es kann mit einem beliebigen Gang begonnen werden, ohne auf irgend etwas zu achten. Diese neutrale Phase kann immer wieder als Übergang zur nächsten Übung dienen, sodass sich das Denken völlig entspannen und auf die nächste Übung einlassen kann. Bei den Übungen lässt man jeweils die Atmungs-Vorstellung vom Gehirn in den Körper wandern in der soeben beschriebenen Weise.

»Einzeller«

Vorstellung, von der Mitte des Bauchs aus zu atmen. Öffnendes Atmen von der Mitte heraus rundum in die Peripherie (E), wie eine Blume, die sich öffnet und wieder zur Mitte hin (A) schließt. Begleitende Hände öffnen sich leicht vor dem Bauch (E) und legen sich wieder behütend auf den Bauch (A).

»Von Wurzel zu Wurzel«

Vorstellung, dass der Atem an der Wirbelsäule abwärts zur Erde fließt (A) und von unten her auf dem Wege der Chakren wieder in den Körper einströmt (E). Die Hände können den Weg hinten abwärts und vorne aufwärts begleiten – ohne und mit Berührung des Körpers (siehe Übung 50 in »Morgenübungen« und Übung 21 in meinem Buch »Atemübungen – Wege in die Bewegung«).

»Atmende Zehen und Imagination«

Bewusst spüren, wie »die Luft« durch die Nase ein- und ausströmt. Dann die (spielerische) Vorstellung, auch die Zehen könnten zusammen mit der Nase ein- und ausatmen (was ich gerne – zur Eroberung des Raumes – die »kleine Neugier« nenne). Ein Fuß hebt sich (E) und geht voran, erreicht die Erde (A) wie ein »Aha – hier bin ich also gelandet«, ebenso der andere Fuß und so fort. Indem die Nase diese Schritte begleitet, erfolgt diese Atmung aus der Mitte des Körpers: ganz oben ist die Nase, ganz unten sind die Zehen. (Wenn wir uns in der Fremde zögernd mit dem Fuß vorantasten, werden wir spontan mit der Nase die Orientierung vervollständigen.)

Das Gleiche wie mit den Zehen kann auch mit der Vorstellung der Hand erreicht werden. Und zwar zuerst nur mit einer Hand (bewusst die rechte oder die linke, bewusst die persönlich aktivere Hand nehmen). Es ist ratsam, diese Übung mit geschlossenen Augen auszuführen, weil dadurch die Sensibilität der Hände immens gesteigert wird. (Ein fehlender Sinn wird sofort ersetzt durch die Steigerung der übrigen Sinne.) – Die gewählte Hand führt nun das Gleiche aus wie vorher die Zehen: E = fragende Neugier, A = aha – ankommen. Einige Male wird nur die auftretende Imagination beachtet, dass etwas (Bestimmtes?) berührt wird; dann wird im Wechsel eine konkrete Berührung dazugenommen: zum Beispiel den eigenen Oberarm, das Gesicht, Haar, ein Kleidungsstück berühren oder das, was der Hand zufällig im Raum begegnet. So ergibt sich ein Vergleich von vorgestellter und konkreter Berührung.

Die letzte Aufgabe dieser Hand ist es, die bisher inaktive Hand zu berühren. Dabei wird gleichzeitig Aktivität und Passivität erlebt, und zwar an und mit dem eigenen Körper. Dann übergibt die bisher aktive Hand der bislang passiven die Aktivität. Sie sagt gewissermaßen: »Ich lasse dich jetzt alleine und ziehe mich zurück, du bist dran!«

Damit beginnt die andere Hand alles von vorne (siehe oben). Dabei wird der Unterschied zwischen der rechten und der linken Hand wahrgenommen. Anschließend kommt die erste Hand wieder dazu, und es wirkt angenehm ergänzend, wenn beide Arme und Hände, quasi gemeinsam mit der Nase, den Raum erkunden. Bald ist der gesamte Körper, die gesamte Haut sensibilisiert. Auch hier ist wieder zwischen Imagination und konkretem Berühren abzuwechseln. (Unter Umständen kann jetzt leise Musik eingeführt werden, um die Imagination zu beleben, auch muss die Reihenfolge der Atmung mit E und A nicht mehr ausdrücklich beachtet werden.)

Als nächstes wird der Gehörsinn bewusst eingeschaltet und angeregt, sich dorthin zu bewegen, wo Geräusche von anderen Teilnehmer/innen zu hören sind (knarrende Dielen? schleifende Füße?). Es kommt zu Berührungen, die an das Erlebnis der beiden Hände erinnern, gleichzeitig aktiv und passiv zu sein am eigenen Körper. Dasselbe geschieht nun mit anderen Menschen: Ich berühre selbst und werde berührt. Hände ahnen und erfahren und sehen gewissermaßen, was das Berührte ist.

Es setzt eine eigene Dynamik ein, die sowohl zu Aktivität als auch zu Passivität animiert, bei einer gemeinsamen gegenseitigen Berührung entweder selbst mehr Initiative zu entwickeln oder sich durch die Initiative anderer bewegen zu lassen. So kann auch die bisher leiseste Stufe der Atmung und der Bewegung (das Tasten) andere Bewegungsqualitäten bekommen. Verändert sich die Intensität der Atmung, verändert sich auch die Empfindung. Damit verändert sich auch die Art der Bewegung. Es geht jetzt darum, sanft zu streichen, sich anzulehnen, stärker Gewicht abzugeben (oder zu übernehmen), zu drücken, zu schieben, zu widerstehen oder gemeinsame Bewegungen und Begegnungen geschehen zu lassen.

Zuletzt geht es dann darum, jede gemeinsam ausgeführte Bewegung und die Berührungen mit anderen bewusst zu erleben und geschehen zu lassen und sich danach während des Weitertanzens von sämtlicher konkreter Berührung zu lösen, ohne die Erinnerung an das soeben Erlebte zu verlieren. So können im Tanz – ohne die Berührung mit anderen – aus der Erinnerung heraus die soeben erlebten Begegnungen nochmals ausgeführt werden. Die nunmehr verinnerlichte (zuvor konkrete) Bewegung ist von der Empfindung her meist noch stärker im Ausdruck, denn sie ist in der Imagination bewusster und ausgeprägter geworden. Um die Eindrücke nicht zu verlieren, sind die Augen sehr langsam und allmählich zu öffnen.

Wenn es die Situation erlaubt und genügend Zeit vorhanden ist, können die Augen noch geschlossen bleiben. Die Aufmerksamkeit wird auf die eigene Atmung gelenkt und dabei angeregt, dass beide Arme vor der Körpermitte geöffnet und in leichter Rundung wieder zusammengeführt werden, sodass sich die Fingerspitzen entgegenkommen, ohne sich zu berühren; eine umarmende Bewegung. Dieser Teil der Bewegung sollte öfter wiederholt werden, nur auf diesen Teil der Bewegung kommt es an. Die Vorbereitung und das Auflösen ist dabei unwesentlich. Daraufhin folgt eine (vielleicht momentan etwas ernüchternde) Aufforderung, herauszufinden, ob dieser rundende umarmende Bewegungsteil mit dem Einatmen oder mit dem Ausatmen ausgeführt wurde/wird. Überraschenderweise ist das Ergebnis meistens fünfzig zu fünfzig. Die Erfahrung hat gezeigt, dass je nach Tiefe und Innigkeit des vorher Erlebten eine mehr oder weniger häufigere Einatmungstendenz besteht, was keinesfalls eine Wertung bedeutet. Denn beide Versionen sind möglich, und die Wertschätzung ist immer eine persönliche.

Inzwischen haben alle Teilehmer/innen die Augen geöffnet. Es folgt der »künstliche« Teil der Umkehrungsübung, nämlich innerhalb des Atem- und Bewegungsflusses nun die gleiche Bewegung mit der entgegengesetzten Atmung auszuführen. Wie schon beschrieben, sollte dies nicht forciert werden. Es löst bei fast jedem/r überraschende Unterschiede in der Empfindung aus, ob und wie dabei ein einatmender oder ausatmender Ausdruck entsteht. Interessant für jede/n ist es zusätzlich zu beobachten, dass diese Empfindungen von Person zu Person grundverschieden sind. Die einfache menschliche Gebärde hat etwas mit Zärtlichkeit zu tun und reicht in intimste, differenzierteste Bereiche, und bei jedem/r Einzelnen ist der momentane Ausdruck authentisch trotz aller Gegensätzlichkeiten.

Horizontalatmung »Ich bin …« (in Bodenlage)

Im Gegensatz zum Stand ist der Körper weitflächig nah und direkt mit der Erde verbunden. Die Aufmerksamkeit wird auf den gesamten Körper gelenkt und gespürt, wo er leibhaftig den Boden berührt. Alle diese Zonen sind während der natürlichen Ausatmungsphase gleichzeitig dicht mit dem Boden verbunden. Wenn der Atem einströmt, ist es so, als würde der gesamte Körper an allen Zonen den Atem und damit die Energie direkt aus der Erde aufnehmen. Neue Energie fließt ein (E), und bei jedem A wird (Störendes) losgelassen und abgegeben; hier und dort entspannt sich noch ein restliches (auch innerliches) Festhalten. Hilfreich ist die Vorstellung, dass die Erdkugel atmet und dass der liegende Mensch ein Teil der Erdoberfläche ist. Es handelt sich also um eine rein rezeptive Yin-Atmung ohne Aktion. Nicht ich atme, sondern es atmet. Es braucht eine Weile, bis sich diese Atmung – der gesamte Körper flach und dicht an der Erde – wie selbstverständlich einstellt. Bei einer tiefen Entspannung atmen Organe, Muskulatur und Haut tatsächlich mit, das heißt sie werden durch die Atmung mit fließender Energie versorgt. Die Atemzüge können dabei durchaus unregelmäßig sein, bis diese Vorstellung sich einpendelt. Lokale Verspannungen lösen sich auf, es entsteht ein ganzkörperlicher Entspannungszustand.

Nun gilt es, sich allmählich auf »Atemeinheiten« einzustellen, das heißt entweder auf die Atemeinheit Einatmen – Ausatmen (E – A) oder Ausatmen – Einatmen (A – E).

a: Grundatmung – 1. Vorstellung. Während der E – A-Phase wird beim Einatmen der Gedanke »ich bin« eingeschaltet (die Energie strömt aus der Erde direkt in den flachen Körper bis in die Körpergrenzen), und bei A entsteht der Gedanke eines Wunschzustands, während der Atem zurück in die Wurzeln der Erde strömt; das mag ein Wunschbegriff für den körperlichen Zustand sein, den seelischen Zustand, den körperlich-seelischen Zustand, das, was gerade dringend gebraucht wird. Es ist wie eine Aussage an die Erde, die uns geboren hat. Alles was nicht zu diesem Wunsch gehört, sollte ausgeschwemmt werden und nach und nach verschwinden; denn bei jedem E strömt mit dem neuen »ich bin« wieder neue und gewissermaßen verwandelte Energie ein. Beispiel: »Ich bin … gesund« – alles Störende entschwindet, weil der Wunsch nach dem Positiven lebendig ist. Das A aber ist loslassend und entspannt; das Loslassende, Leerende, schafft Platz für die daraufhin einströmende – gewaltlose – Energie.

Es ist entscheidend, sich in einen positiven Zustand zu versetzen, weil genau der ja »verkörpert« sein will. Also ist es wichtig, nicht an das Störende zu denken, sondern an das, was stattdessen gewünscht ist. Durch das ruhige Liegen und Atmen ist eine gute Konzentration möglich, der Körper atmet sanfteste Yin-Energie. Ich habe die Erfahrung gemacht, dass jede/r spontan spürt, was jetzt gerade stimmt; es muss nicht gegrübelt, sondern einfach körperlich/seelisch das eigentliche Bedürfnis gespürt werden, der Wunschbegriff findet sich unmittelbar. Auch wenn die Grundlage der Atmung aus sanfter Yin-Energie besteht, kann beim Wunsch durchaus eine starke und kraftvolle Yang-Energie entstehen. Wenn sich jemand beispielsweise wünscht, stark und entschieden zu sein, dann stellt sich die entsprechende Stimmung spontan ein. Auch Atmung und Energie passen sich unwillkürlich an. Alles Zerfahrene, das vor dieser Übung möglicherweise vorhanden war, hat sich verwandelt.

b: Atmungs-Umkehrung – 2. Vorstellung. Während der A – E-Phase wird mit A erdwärts beim Gedanken »ich bin« der Körper zuverlässig von der Erde aufgefangen und gehalten; bei E öffnet sich mit dem positiven Gedanken, dem Wunsch, der Körper nach vorne und oben, zum Himmel. Es ist wichtig, die vorangegangene Übung lange genug ausgeführt zu haben, damit der Körper leer und bereit ist, sich ganz von allein zu öffnen und den Wunschzustand einströmen zu lassen.

c: Nochmalige Atem-Umkehrung – 3. Vorstellung. Während der E – A-Phase liegt der Körper hingegeben da und empfängt den Wunschzustand von oben. Bei E »ich bin« und bei A entsteht der Wunsch: dass die Kraft von oben hinab in den Körper bis an seine Grenzen sanft rieselt.

Zusammenfassung der Vorstellungen:

- Bei der Übung a strömt die Energie aus den Wurzeln der Erde aufwärts bis in die obere Grenze des Körpers.
- Bei der Übung b vereinigt sich während der Atemeinheit A – E die von unten eingeströmte mit der von oben einströmenden Energie. Von der unteren Grenze des Körpers aus öffnet sich der innere Raum nach oben, er öffnet sich in den Wunsch hinein.
- Bei der Übung c, einer Atem-Umkehrung von Übung b mit der Atemeinheit E – A, strömt die Energie gewissermaßen aus den Wurzeln des Himmels, des oberen Raumes, abwärts bis in die untere Grenze des Körpers. Durch den sanften Yin-Charakter von A entsteht eine Art empfangenes Geschenk.
- Ein- wie Ausatmen als zweiter Teil der Atemeinheit bekommen in Übung b und c jeweils eine andere Bedeutung.
- Es kann auch eine vierte Vorstellung lebendig werden: dass der menschliche Körper als Teil der Erdoberfläche durchlässig ist wie ein Sieb. Die Atmung – ohne Beachtung von Atemeinheiten – verbindet Himmel und Erde miteinander durch den breitflächigen menschlichen Körper hindurch.

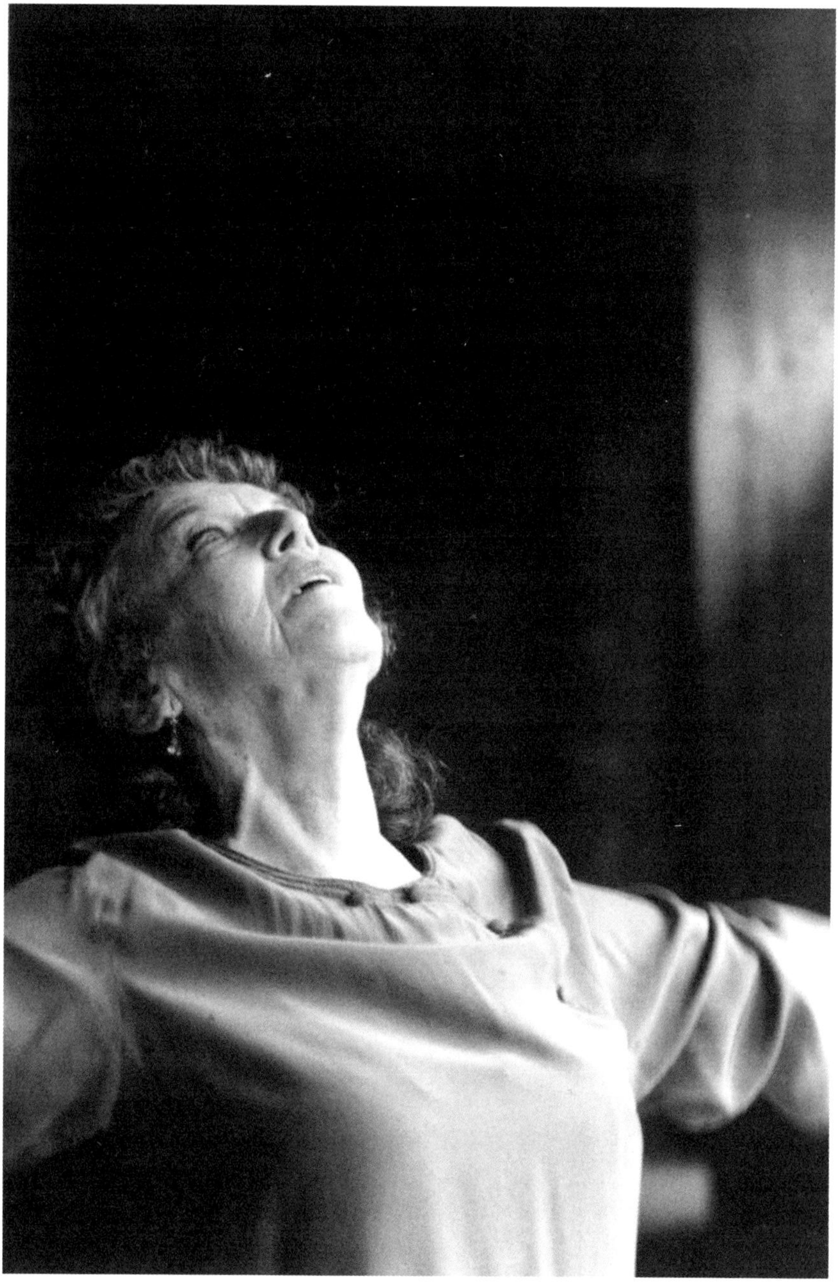

Geheimnis von Wunsch und Wille

Zu Übung c gibt es noch eine Variante, die übrigens ohne jede Vorübung, z. B. direkt aus einer Stress-Situation heraus, hervorragend als Schnell-Regeneration zu verwenden ist.

Die Bodenlage wird eingenommen, Arme und Beine werden senkrecht in die Höhe gehoben und locker geschüttelt, ohne dabei auf die Atmung zu achten. Dann sinken sie herab, die Hände landen auf dem Bauch, spüren, wie es dort atmet. Die Füße bleiben bei angewinkelten Knien locker hängen.

Nun wird während E-Yang ein Wunsch mit der starken Vorstellung verbunden, dass die Füße Hände sind, die greifen können, und zwar nach oben; gleich darauf folgen in gleicher Richtung die greifenden Hände (dabei bleibt der Kopf liegen, auch wenn die Schultern durch das Dehnen der Arme den Boden verlassen). Auf dem Höhepunkt des tiefen (sehnsüchtigen) Einatmens löst sich sacht der Griff von Füßen und Händen. Der Wunsch wird dabei bewusst aufgegeben mit dem Gedanken »geschehe, was geschehen mag«. Mit A-Yin sanft ausatmen, die Atmung geschehen lassen. Füße und Hände sinken herab, die Füße berühren den Boden, die Hände landen sanft auf dem Bauch. Damit kann die Vorstellung verbunden werden, dass langsam kostbare Energie herabrieselt und als Balsam auf dem bedürftigen Körper verteilt wird. Sich Zeit lassen und gegebenenfalls die Hände auf besonders bedürftigen Körperzonen kurz ruhen lassen. Dieser Vorgang kann je nach Bedarf wiederholt werden.

An dieser Stelle möchte ich einige Gedanken einfügen, die mir besonders aus tanztherapeutischer Sicht wichtig sind. Aus Einsichten, die sich mir schon früher aus der Arbeit mit Essgestörten erschlossen hatten, sah ich hier ein gleiches Phänomen (vergleiche Übung 18 »Öffnen – Greifen – Nehmen« in meinem Buch »Atemübungen – Wege in die Bewegung«). Wenn aus dem Bedürfnis und dem Wunsch (einatmend, einnehmend) verschlingende Gier wird (heftig ausatmend, sich selbst zuführend), stimmt es mit der Atmung nicht mehr. Es kommt zu einem In-sich-Hinein-Stopfen und kann nicht mehr dem einfachen

Ausgleich dienen. In diesem Sinne muss gewissermaßen der Wunsch losgelassen werden, damit ein An- und Hinnehmen (Yin-Ausatmung) geschehen kann. Das ist dann ein Geschenk, das niemals mit dem Willen zu einer Erwartung gemacht werden kann.

Streubreite des Loslassens

Es gibt unendlich viele Stimmungen und seelische Zustände und ebenso viele Arten zu atmen. Zustand und Atmung sind identisch, denn es wird immer der Stimmung entsprechend geatmet. Die Atmung besteht aus einem ständigen Ein- und Ausatmen, einem Öffnen und Schließen, einem Nehmen und Geben, einem Betrachten der Atmung und einer aktiven Atmung, einem Yin und Yang. Diese Gegensatzpaare werden »Atem-Einheit« genannt, weil sie unzertrennlich sind.

Innerhalb der jeweiligen Atem-Einheit kann die Reihenfolge sowie die Art der Atmung verschieden sein und wechseln. So gibt es in der Grundstruktur einer Atem-Einheit das Einatmen vom Stärksten bis zum Sanftesten und Rezeptiven; desgleichen das Ausatmen von der stärksten Aktion bis zum passivsten Loslassen. Jede Atem-Einheit hat eine andere Zusammensetzung. Die jeweilige Atmung erlaubt Rückschlüsse auf die momentane seelische Verfassung. Eine Besinnung ist so möglich: Was ist gerade los? Was sagt mir der Zustand meiner Atmung? Diese Besinnung braucht nur einige Sekunden zu dauern, die sich bei Bedarf auf einige Minuten oder mehr ausdehnen können. Mit genügend Erfahrung und Wissen um die Impulse und Energien der Atmung kann zunehmend schnell erkannt werden, wo etwas festgehalten wird, das sich lösen darf, und wo Stärkung und Erdung wieder die eigene Mitte herstellen.

Eine tanztherapeutische Arbeit beginnt dann, wenn nicht nur Atmung und Zustand erkannt werden, sondern zusätzlich der jeweilige Ausdruck in der Bewegung weitere Einblicke, Erkenntnisse und Veränderungsmöglichkeiten bietet.

Reinigung der Chakren

(Ergänzung zu Übung 21 »Die Pforten der Energie« in meinem Buch »Atemübungen – Wege in die Bewegung«)

Wenn Arbeitswelt und ständig wechselnde Anforderungen die Ausgeglichenheit angreifen, ist es immer wieder nötig, zu innerer Sammlung zu kommen. Folgende Übung ist sowohl für Einzelne als auch für Gruppen geignet, um einen Zustand der Präsenz zu erreichen, bevor eine weitere Arbeit erfolgt.

Im Gehen sind allmählich Bewegungs- und Atemfluss in Einklang zu bringen. Die Atmung ist allmählich so einzustellen, dass alles Ausatmende Richtung Erde geht, und immer wenn das Einatmen einsetzt, die Vorstellung entwickelt wird, dass die Energie dabei aus der Erde durch Füße und Beine hindurch in den Körper einströmt. Die Hände können neben und um den Körper herum die ausatmende Abwärtsbewegung nach unten begleiten und aufwärts von unten her den Weg der Energie aus der Erde in den Körper hinein andeuten.

Folgendes kann im Gehen oder aber zwischendurch, damit noch leichter fühlbar, im Stehen ausgeführt werden. Beginnen, mit den Händen den Körper durch Berührung zu begleiten: mit den Handrücken das Kreuzbein abwärts zur Erde hin abstreichen, dabei mit »hmm ...«, einem intensiven Ausatmen, den untersten Teil der Wirbelsäule mit heißer Energie bis in das unterste Chakra Hui-yin hinein durchströmen lassen. Bei ganz leicht eingekipptem Becken nehmen die Hüften eine Bewegung über hinten – unten; während Atmung wieder einströmt, kommen die Hüften vorne wieder nach oben; die Handflächen spüren, wie die Energie in das Tan-tiän (eine Handbreit unter dem Bauchnabel) wieder einströmt. Das Zusammenspiel von Hui-yin und Tan-tiän kann auch gleichzeitig mit dem Handrücken hinten und einer Handfläche vorne gespürt werden.

Nach dieser Vorbereitung öffnet sich die nächste Zone, die von der Atmung belebt wird. Der gesamte Bauch will atmen (der Bauch ist im Chinesischen das Symbol für Erde und Empfangen, was sowohl Fruchtbarkeit als auch Essen und Trinken meint). Die untere Hand löst sich, die Handfläche kann nun das Gebiet des Sonnengeflechts berühren (Solar-Plexus, Tan-chung), so kann der Übergang vom unteren zum oberen Bauch wahrgenommen werden (da wo in unserer Kultur die sogenannte Gürtellinie die Mitte durchteilt). Hier beginnt das »hmm … « abwärts der Wirbelsäule schon im Mittelrücken.

In diesem Stadium kann eine »Doppelwelle« erfolgen, im Bauchtanz die Kamelrolle genannt. Dazu mit »hmm …« (A) die Energie langsam bis hinunter in die Wurzeln der Erde leiten und hinauf (E) bis zum Sonnengeflecht den Atemfluss öffnen, dann mit einem kurzen (A) »hmm …«, einem schnellen Einkippen des Beckens, »Platz schaffen« – der untere Bauch ist dabei kurz eingezogen. Dann wird mit zwei Händen beim Einatmen (E) zuerst das Sonnengeflecht und dann das Brustbein berührt. Dies ist die Zone, in der sich das Herz öffnet (der Raum des Herzens – 4. Chakra – Chüeh-pen): Es ist eine leichte Yin-Energie zu spüren, wenn keinerlei Anspannung bei entspanntem Gesamtzustand erfolgt. Gelöst öffnet sich der Brustkorb zuerst an den unteren und dann an den oberen Rippen, ohne dass es nötig wird, die Luft heftig einzuziehen oder die Schultern zur Hilfe zu nehmen. Mit sanften Händen nun die Brustbeingegend (»Schlüsselbein« – Schlüssel des Herzens?) in die Weite ziehen, dabei breiten sich die Arme weit aus und werden anschließend leicht in die Höhe gehoben, wobei angenehm tiefer Atem einströmt (E).

Der Atem kann nun gelöst und ruhig durch den Körper hindurch wieder in die Wurzeln hinuntergelassen werden (A). Einfaches Weiteratmen mit E-Yin und A-Yin in der Körperwelle. Mit den Händen dann sanft den Hals (Chakra der Stimme und Kommunikation – Jenying) und den Nacken bis zum Schädelbeginn berühren, dann vorne über die Drüsen und Lymphknoten zu den Sinnesorganen hin; alles sanft berühren, was weich und verletzlich ist: Zunge, Lippe, Nase, Wange – dabei darf der Kiefer loslassen –, Auge, Schläfe …

Wenn nun alles gelöst ist, muss es belebt werden. Hierbei werden keine Chakren berührt, es wird aber eine *hotline* zu den Fuß-Sohlen hergestellt. Dazu werden zunächst kräftig die Ohren gerieben und geknetet. Dann wird kräftig an den Ohrläppchen nach unten gezogen; dieser Vorgang ist der Funktion eines Blitzableiters vergleichbar, der die Restanspannung des Gehirns abführt. Danach werden die Nackenwirbel kräftig geknetet und nach unten abgestrichen; dann die Schulter-Muskelstränge kräftig geknetet und nach vorne unten abgestrichen. Anschließend wird das Brustbein kräftig gerieben, dann die seitlichen Rippen abwärts. Der untere Rücken wird abwärts abgestrichen, ebenso die Oberschenkel, die Schienbeine, die Waden und Füße. Alles zur Erde hin ausstreichen. Danach alles Unerwünschte aus Armen und Beinen hinausschleudern. Um das zu erreichen, den ganzen Körper von der Mitte her ausschwenken und ausschütteln. (Siehe auch die Übung des »zornigen Kindes« S. 87 in meinem Buch »Atem, Tanz und Therapie«.)

Anschließend wieder auf eine meditative Atmung vom untersten Hui-yin bis zu Hals, Stirn (Yin-tang) und Scheitel (Pai-hui) einstellen. Bevor die Fingerspitzen ganz zart die Stirn berühren, tut es gut, zwei bis drei Sekunden lang über der Nase am Beginn der Augenbrauen kurz Druck auszuüben. Es entsteht eine Art Schwingung, die hilft, die Gehirnrinde zu entspannen. Wenn sich dann die Finger sanft auf die Stirn legen, ist es, als ob sich dort ein Fenster öffnet, sozusagen ein drittes Auge, das eine Verbindung zwischen Innen und Außen herstellt. Die Atmung ist dabei zart wie ein Blumenduft. Wenn die Hand den Scheitel berührt, wird die Verbindung zu den Füßen lebendig und erweckt die Vorstellung, wie eine Antenne zwischen Erde und Himmel zu wirken.

Wiederum nun, um das »Gelöste« zu beleben und zu stärken, tut es gut, mit kräftigen Fingerkuppen die Haarwurzeln zu massieren und gewissermaßen wieder eine Art *hotline* zu den Wurzeln der Erde herzustellen. Danach mit kräftigen Dehnungen die Durchblutung des gesamten Körpers anregen.

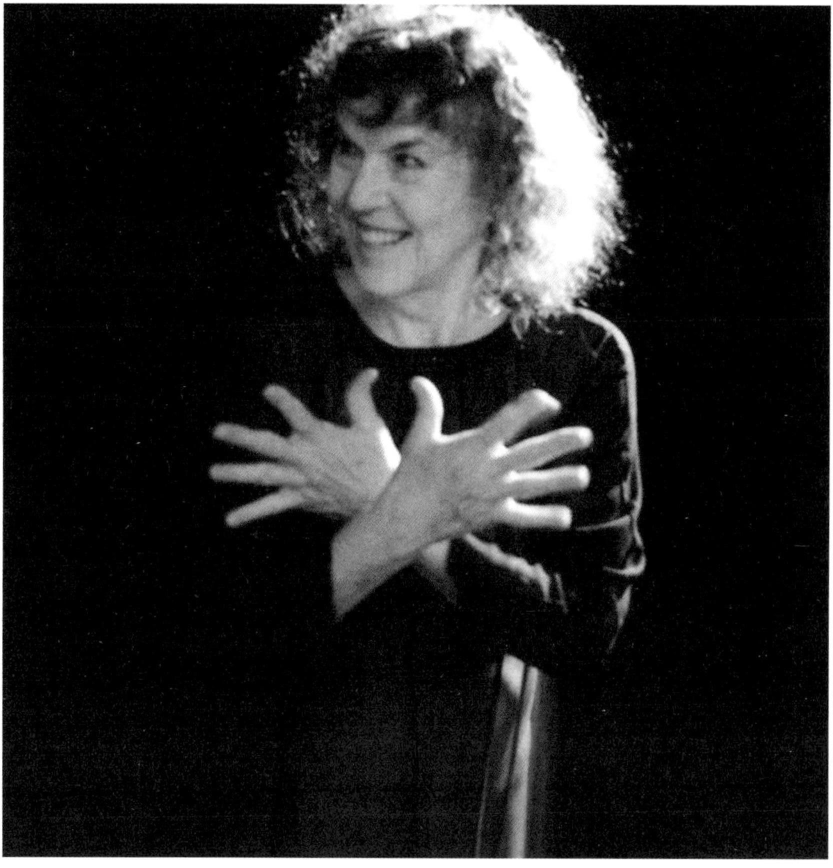

Bewegungsmeditationen der Atmung

Aufstehen

Mit wenig Mühe werden vorhandene Energien genützt: die Erde, die Kraft zum Abstemmen gibt (Yang-A) und auf die wir sinken können (Yin-A); sehnendes nach oben Streben (Yang-E) sowie einfaches nach oben Öffnen wie dies Pflanzen tun (Yin-E).

(Alles was nach oben fließt, atmet ein, alles was nach unten fließt, atmet aus.)

N-I-E-A-O-U

Ausatmen, ganz leer werden (Yin-A), um danach volle Energie von unten her in die Breite des Rückens einströmen zu lassen (Yang-E); nun plötzlich von der Mitte her mit Stimme N-I ... Arme weit nach oben schießen lassen, während E-A-O-U … Arme weit über die Seite führen, breit öffnend bis unten aushängend …; dabei rollt die Wirbelsäule vom Brustbein und Schulterblatt Wirbel für Wirbel abwärts …; die Stimme UUUU so lange wie möglich ausklingen lassen, dabei alle Verspannungen hinauslassend wieder leer werden.

Bewusster diagonaler Kreuzgang

Während der Atmung gehen – Konzentration auf das Gehen in seinem Bewegungsfluss.

Die direkte Mitte, das ist die Taille in der Höhe des Bauchnabels, ist als Verbindungspunkt zu denken, von dem aus sich Unter- und Oberkörper leicht gegeneinander verschrauben. Während durch die Hüften beim Ausschreiten abwechselnd rechts und links eine Vor- und Rückbewegung ausgeführt wird, streckt sich die Wirbelsäule; der Oberkörper wird von der Muskulatur der Taille gehoben, sodass sich der Brustkorb nach oben hin öffnet; die Schulterblätter sind frei, die

Arme schwingen leicht und entspannt neben dem Körper, gegenläufig zu den Hüften. Während die Füße auf direkter Linie aufsetzen können (wie beim Seiltanz), bleiben Brustbein, gelösterer Nacken und Gesicht frei nach vorne gerichtet.

(Vergleiche als Gegenbeispiel die Übung »Das zornige Kind« in »Umkehr der Atmung«, S. 48f.)

Fließende Energie

Gehen im Kreis und in großen Kurven; über die begleitenden Arme und Hände wird mir das Nehmen (Hände heben von unten zur eigenen Mitte) und Geben (Hände begleiten wieder nach außen – sowohl unten, vor, seitlich, oben) bewusst.

Gehen im Kreis und in großen Kurven; atmend werden mir drei Kraftquellen bewusst. Ich kann von ihnen nehmen (E) und kann ihnen zurückgeben.

Nehmen

Ich wende mich hinunter zur Erde (E) und nehme Kraft von ihr auf (A-Yin); ich öffne mich vom Bauch her nach vorne (E) und nehme Kraft von meiner Umgebung auf (A-Yin); ich öffne mein Herz nach oben (E) und nehme Kraft vom Himmel auf (A-Yin).

Geben

Gehen im Kreis und in großen Kurven. Atmend bin ich voll der Kraft. Ich spüre die Energie durch die Beine in meinen Körper strömen (E); ich bin dankbar, dass ich auf dieser Erde gehe; meine Füße berühren sanft den Boden (A). Ich spüre die Energie im Rücken und im Bauch (E); Hände und Arme begleiten mein Geben an andere Menschen, Lebewesen und Pflanzen (A). Atmend bin ich voller Kraft, mein Herz ist voll (E-Yin); dankbar gebe ich meinen Dank in den Himmel, Arme und Hände geöffnet (A).

Ruhe und Geborgenheit

Gehen im Kreis und in großen Kurven. Atmend bin ich mit allen Kraftquellen verbunden und bin in mir. Ich bin in mir und mit allem verbunden. Im Gehen, im Stehen, im Sitzen, im Liegen, überall bin ich gut aufgehoben und eins mit dem Dasein.

Abwehr ausgeben (Yang) – Abwehrkraft bekommen (Yin)

Blüht oder tobt im Inneren eine heftige Abwehr, gibt es nichts Besseres, als sie zu erkennen und zu fühlen. Der Weg, der eben noch eine Kurve zeigte, kann geradeaus auslaufen. Es beginnt die Tendenz des »hinaus!«.

Die Wege fegen wie Blitze im Zick-zack durch den Raum. Alles ist heftig hinauszuatmen. Yang-Energie steigert sich. Sie fährt hinaus, wobei es gewissermaßen mit jedem Schritt kräftig in die Erde schießt. Von der Mitte her atmet und schleudert es hinaus. Die Arme geben den Weg frei in die Welt. Es ist darauf zu achten, dass der Gedanke sich nicht das Gift zum Inhalt macht, sondern die Befreiung vom Gift und das Befreitsein. Sparsam und achtsam wird neue positive Yin-Energie allmählich zugelassen und einströmen, bis das Gewitter sich ausgetobt und aufgelöst hat.

Was tue ich mir an?

Wie oft merke ich, dass ich »außer mir« bin? Aufregung, Hineinsteigern, eine Aufgabe nach der anderen im Zeitdruck, nicht gewollter Stress, Unvorhergesehenes – der Fluss, der möglicherweise vorher noch bestand, ist abgerissen. Was mache ich gerade mit mir? Wie atme ich gerade?? Wo bin ich eigentlich?? Was tue ich mir an? Wo – bin – ich … Schnelle Besinnung tut not. Nicht andere, nicht das Andere ist schuld, sondern ich selbst lasse dies oder jenes mit mir machen: mich in diesen unguten Zustand hineinsteigern und ihn gar noch (unbewusst) zu üben. Wenn ich gerade »auf die Palme gestiegen« bin, wird es höchste Zeit, wieder herunterzukommen. Wo bin ich? Hier. Mein Atmen wird sich sofort abwärts begeben und mir dabei helfen, gründlich loszulassen. Dann lass einfache Atem-Yin-Energie in dich einströmen; hör auf im Tun oder fange ruhig von vorne an, dich dem Notwendigen zuzuwenden.

Früheste Gewohnheiten der Körperhaltung, längst überwunden geglaubt, können sich in diesen Situationen wieder einstellen. Doch die Besinnung wird immer öfter auf Anhieb gefunden.

Atem-Meditation – Vertraue dem Sinn

– Behandele dich selbst so, wie du gerne von anderen behandelt werden möchtest.
– Lass dich nicht kränken von dir selbst und sei großmütig und liebevoll zu dir.
– Deine Seele ist das kleine und empfindsame Kind, das von dir selbst behütet werden muss.
– Du bist diesem Kind am nächsten, mehr noch als deine Eltern, denen du dich früh anvertrautest oder anzuvertrauen versuchtest.
– Lass dich ja nicht entmutigen und übernimm die Verantwortung für dein Wohlergehen, sodass du »uneingeschränkt« liebevoll zu anderen sein kannst, ohne zu schaden oder Schaden zu nehmen.
– Lass deiner Freude die Möglichkeit zu wachsen und zu sein.

Vertraue dem Sinn …

Morgenübungen

Vorrede

Was ist Üben?

Wenn man etwas nur einer Pflicht wegen übt und keinen inneren Bezug dazu hat, kann das lästig und zu einer Bedrückung werden. Was üben wir denn eigentlich? Alles was intensiv getan wird, ist auch und schon Übung. Wenn ich ständig gereizt bin, übe ich das. Irrtümer und Fehler schärfen unsere Selbstwahrnehmung; wir üben, um diese oder jene Herausforderung gut oder besser zu meistern. Fehler helfen uns, daraus zu lernen. Auch Verletzungen haben ihren Sinn, sie wahrzunehmen, Kraft daraus zu finden und möglicherweise eine Veränderung zu üben. Echte Übung setzt Einsicht voraus, denn erst sie ermöglicht ein echtes Handeln. Einsicht alleine aber genügt nicht, wenn die Veränderung und das neue Verhalten nicht auch geübt werden. Mit solch innerer Beteiligung werden Leben und Wandlung geübt.

Es gibt ärgerliche Angewohnheiten. Geht es, sich die abzugewöhnen? Vielleicht hatten sie ihren Sinn, weil wir uns das unbewusst so einrichten mussten; vielleicht brauchten wir ein bestimmtes Verhalten, um zu überleben? Wir wohnen nämlich in unseren Gewohnheiten. Wenn nun aber das Versäumte nachgeholt, das Verkümmerte wachsen kann, wenn sich gewissermaßen unsere Wohnung von innen her neu einrichtet, so fällt die dumme Gewohnheit von selbst ab, erfahrene Fähigkeiten aber sind schon gewonnen. Eine der schwersten Übungen ist es, Geduld mit sich selbst zu üben: anstatt sich zu tadeln, zu üben gelassener zu sein.

Die Morgenübungen sollen helfen, das innere Haus von der Mitte her (was viel mehr sagt als dieser abgegriffene Begriff suggeriert) neu zu schöpfen, einzurichten und aufzurichten. Sie sind in ihrer Reihenfolge differenziert aufeinander bezogen und aufgebaut. Der erste Schritt ist die Fähigkeit, die eigene Atmung zu spüren, und zwar nicht nur das Ein und Aus durch Mund und Nase.

Es kommt vorrangig auf den Atemfluss an, der durch den Körper fließt. Bei den verschiedenen Übungen wird gewissermaßen in den momentanen Atemfluss eingegriffen, und zwar insofern, als vom Gehirn her bewusst in die Körperzonen, Organe, Muskeln und Sehnen eine neue Konstellation und Atemweise übertragen wird. Dabei sind alle Zonen der Körpermitte beteiligt. Das Wichtigste ist aber die Selbstwahrnehmung und das Ausprobieren, denn nur so können Änderungen erfolgen und mit Neugier auch eigene Entdeckungen gemacht werden.

Stimmungen und spontane Auswahl

Erlaube dir freie Auswahl und Rücksicht auf Launen. Empfindlichkeiten, die in einer wirklichen Erschöpfung begründet sind, sollten ernstgenommen werden. Dehne dich einige Momente, atme tief und ruhig und lass dich von deiner Atmung beleben. So spürst du, ob du bereit bist für die Übungen. Spontan wirst du das momentan richtige und bekömmliche Maß an Bewegung erkennen und durchhalten. Erschöpfung und womögliche Verletzungen können angenommen werden, ohne dagegen anzukämpfen. Aus verborgenen und versteckten Tiefen kannst du die notwendige Kraft schöpfen. Auch mit weniger Kraftaufwand ist Energie vorhanden, werden Muskulatur und Organe sanft atmend (und heilend) genährt.

An manchen Tagen scheint nichts zu gehen, Widerstand bildet sich und Ausreden schieben sich ein. Die Ausrede ist die charmante Schwester der Bequemlichkeit, zauberhaft, einfallsreich und vielfältig verkleidet. Manchmal sind Ausreden weise, du spürst das und kannst ihnen nachgeben. Oft jedoch sind sie verworren und damit nicht befreiend, sondern frustrierend. Du solltest es ehrlich prüfen. Wenn du nur aus hartem Pflichtgefühl übst, übergehst du die eigenen Grenzen. Dies kann zu (vermeidbaren) Schäden führen und zudem selbstverletzend sein. Sonst aber ist es besser, die Ausrede zu überwinden.

Über die Disziplin

Disziplin ist eine schöne und notwendige Sache, sofern sie nicht ausartet. Es kommt darauf an, verständnisvoll die eigenen Körperzonen mit ihren Stärken und Schwächen zu spüren; auch die verletzbaren

Zonen, die der Einfühlung bedürfen. Nur so kann wirklich von vorne begonnen werden, du kannst dich fragen, was du wahrhaftig willst. Die innere Disziplin lebt von der freundlichen Duldung und Achtung (Beachtung) deiner selbst. Bist du zufällig fröhlich aufgewacht, gewissermaßen unternehmungslustig, kommen diese Gedanken gar nicht erst auf.

Praktisches zu den Morgenübungen

Die Durchführung sämtlicher Übungen erfordert etwa fünfzig Minuten. Je nach Energie und vorhandener Zeit kann das Programm wahlweise verkürzt werden: etwa durch Verringerung der Wiederholungen oder Auswahl nur einiger weniger Übungen, möglicherweise geplant in bewusstem Wechsel zu anderen Tagen.

So habe ich für mich – nur um ein Beispiel zu nennen – für »normale« Tage die Anzahl »neun« angegeben; das bedeutet, dass diese Übung neun Mal zu wiederholen ist; wobei ich fünf Mal A – E und vier Mal E – A zähle (Details siehe nächste Seite). Für einen »Minimumtag« nehme ich nur die Anzahl »fünf« mit der Unterteilung drei Mal A-E und zwei Mal E – A. Meine Vorliebe für ungerade Zahlen ist rein persönlich – jede/r kann natürlich mit der eigenen Vorliebe für andere Zahlen spielen oder eigene Anordnungen treffen. Oft entstehen notwendige Zwischenlängen zum Erholen. Natürlich kann Doppeltes auch einfach ausgeführt werden. Sich täglich einem Plan zu stellen, stärkt die Willenskraft und vermehrt die Freude bei der Ausführung. Außerdem können verschiedene Reihenfolgen gewählt werden. Oder aber einfach alle Übungen nacheinander ausgeführt werden, wie anfangs vorgeschlagen; das gibt einen guten Einstieg, und alles ist im Fluss.

Ich möchte hier betonen, dass es sich nicht um Leistungssport handelt und dass es nicht darum geht, Zeiten einzuhalten. So wurden die von mir angegebenen Zeiten abschließend gemessen, um für Übende wie für therapeutisch Arbeitende eine Auswahl zu erleichtern. Die Zeitangabe ist auf das mittlere Maß des Atmens eingestellt. Die Zeit verlängert sich beträchtlich, wenn ganz langsames tiefes Atmen eine Übung begleitet und eine ebensolche bewusst geatmete Besinnungspause folgt. Für den Anfang, solange die Übungen erst kennengelernt werden, kann es genügen, wenn nach und nach sehr langsam wenige einzelne Übungen gelernt und verinnerlicht werden, die sich als besonders notwendig und angenehm erweisen.

Erläuterungen und Abkürzungen

In der Folge bezeichne ich »Einatmen« mit E (beziehungsweise je nach Energieaufwand mit E-Yang oder E-Yin), »Ausatmen« mit A (oder gegebenenfalls mit A-Yang oder A-Yin). Eine Übung wird immer mit einer »Atemeinheit« durchgeführt. Eine Atemeinheit besteht aus beidem, aus A und E, oder aus E und A. Das heißt, eine Übung die mit E beginnt, endet mit A – und umgekehrt.

Wichtig ist noch anzumerken, dass sich in manchen Fällen bei einer Übung innerhalb eines A ein Übergang bildet vom leisen loslassenden (A-Yin) zum äußerst aktiven (A-Yang) mit geballter gezielter Kraft (Beispiel Übung 24/1 und 29/1); oder sich ein Übergang ergibt von einem gelösten entspannten (E-Yin) zu einem tiefen geöffneten Einatmen (E-Yang), wobei vermehrt der Rücken auch in seiner Breite gespürt wird, als Zone der Kraftsammlung – ein Sich »Er–holen« im wahrsten Sinne des Wortes (z. B. Übungen 7 und 8).

Ich habe herausgefunden, dass fast alle Übungen mit umgekehrter Atmung ausgeführt werden können und dadurch jeweils eine entsprechende Ergänzung ergeben. »Umgekehrt« bedeutet, dass jede Bewegung, die zuvor mit dem Einatmen ausgeführt wurde, stattdessen mit dem Ausatmen durchgeführt wird – und umgekehrt. Nur einige wenige Übungen sind für eine Umkehrung nicht geeignet. Man merkt, dass beispielsweise eine starke Anstrengung mit einem A-Yang mühelos ist und schwerer mit E-Yang. Am besten ist es, alles einmal selbst auszuprobieren, um die eigenen Energien kennenzulernen.

Verzeichnis der Morgenübungen – mit Zeitangaben

(F = Fuß, H = Hand, K = im Knien, RL = Rückenlage,
S = Sitz, SL = Seitenlage, ST = Stand)

I. Übungen in der Horizontalen

1. – 4. Dehnungen zum Aufwachen	(drei Minuten – SL)
5. Erstes Auftauchen	(eine Minute – RL)
6. Kraft des Beckens I	(eine Minute – RL)
7. Kraft der unteren Mitte	(eine Minute – RL)
8. Kraft der unteren Rumpfschrägmuskeln	(eine Minute – RL)
9. Kraft der oberen Mitte I	(eine Minute – RL)
10. Große Schere	(eine Minute – RL)
11. Großer Armbogen	(eine Minute – RL)
12. Kraft der oberen Mitte II	(eine Minute – RL)
13. Kraft der oberen Mitte III	(eine Minute – RL)
14. Runde Schaukel I	(halbe Minute – RL)
15. Schwebende Beine	(zwei Minuten – RL)
16. Weit über dem Sockel oder A-hoi	(eine Minute – S)
17. Schwebende Schräge	(zwei Minuten – S)
18. Runde Schaukel II	(halbe Minute – RL)
19. Schmale Kerze und Dehnen	(eine Minute – RL)
20. Spagatkerze und Dehnen	(sechs Minuten – RL)
21. Beindehnung und Balance	(eine Minute – RL)
22. Kraft der oberen Mitte IV	(eine Minute – RL)
23. Kraft des Beckens II	(halbe Minute – RL)
24. Geschmeidige Hüften	(eine Minute – RL)
25. Flacher Tisch	(eine Minute – S)

II. Übungen in der Vertikalen

26. Entschluss-Übung	(halbe Minute – ST)
27. Gelöst-Übung	(halbe Minute – ST)
28. Test der Mitte – Atemkreis	(eine Minute – ST)
29. Kniebeugen	(eine Minute – ST)
30. Rückenbogen	(halbe Minute – K)

31. Rückenbeugung und Dehnung (halbe Minute – K+H)
32. Großer Schwingbogen (eine Minute – F+H)
33. Entschluss – Gelöst (halbe Minute – ST)
34. Geöffnetes Gelöstsein (halbe Minute – ST)
35. Geschlossene Kraft (halbe Minute – ST)
36. Développé (halbe Minute – ST)
37. Battement (halbe Minute – ST)
38. Flinkes Knie (halbe Minute – ST)
39. Flinker Fuß oder frappé (eine Minute – ST)
40. Atmender Fuß (halbe Minute – ST)
41. Freier Schwung (halbe Minute – ST)
42. Rücken und Vogelflügel (halbe Minute – ST)
43. Seitlicher Balancetest (halbe Minute – ST)
44. Flache Reifen – geöffneter Raum (eine Minute – ST)
45. Begrüßung der Welt (zwei Minuten – ST)
46. Balance auf einem Bein – oder Flamingo (eine Minute – ST)
47. Leichte Mitte (halbe Minute – ST)
48. Kopfstand (zwei Minuten – K)
49. Rückenerholung Yang und Yin (eine Minute – ST)
50. Atemwelle – Qi-Gong (eine Minute – ST)

50 Morgenübungen

I. Übungen in der Horizontalen

1. – 4. Dehnungen zum Aufwachen (drei Minuten)

1. (1/1) Seitenlage: Beine liegen ausgestreckt übereinander, Kopf ist in den linken Arm gebettet und unteres Bein leicht angewinkelt, um ein Umkippen zu verhindern. Der obere rechte Arm ist dadurch frei zum Heranholen des rechten Beines, an der Kniekehle sanft (loslassend) heraufziehen (A) in ein développé-Ausstrecken in die Senkrechte; dann (E – 1/2) von der Mitte aus strecken und dehnen in die Länge des ganzen Körpers bis in den rechten Arm und Fuß, in die Finger- und Zehenspitzen.

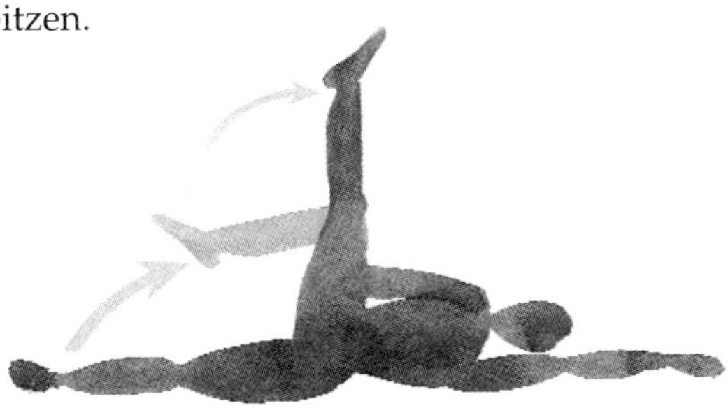

1/1

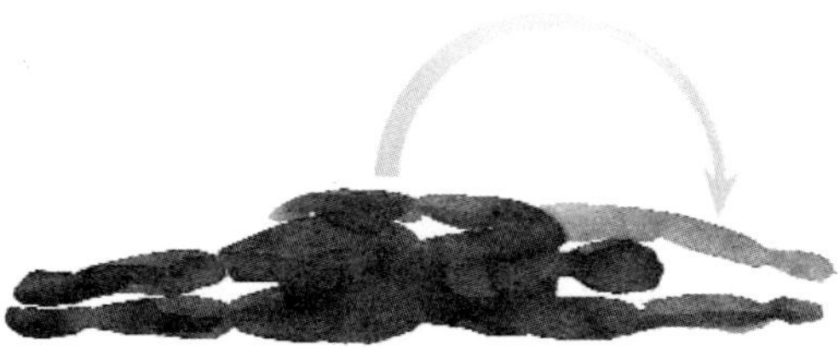

1/2

2. Gleichfalls seitlich liegend wird zuerst das obere Bein gestreckt angehoben, das untere Bein folgt parallel, beides mit einem A; beim Heruntersinken strömt erholender Atem ein (E). Drei Mal. Anschließend werden beide parallel gestreckten Beine (dicht beieinander) langsam angehoben und gesenkt, ebenfalls Bewegung mit A und erholend mit E. Drei Mal.

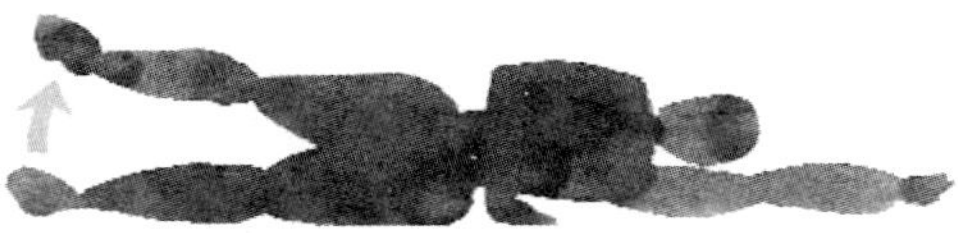

2

3. Umkehrung der Übung 1

Aus der seitlichen Lage wird das obere (rechte) leicht angebeugte Bein drei Mal mit E angehoben und mit A gesenkt (das Knie zeigt zur Decke); danach mit E im développé in die Senkrechte gebracht (die Zehenspitzen werden dabei gestreckt), anschließend (A-Yang) flex von der Ferse geführt mit der aktiven Kraft des Ausatmens langsam abwärts zurückgebracht auf das liegende linke Bein. Das Ganze wird drei Mal hintereinander ausgeführt.

3

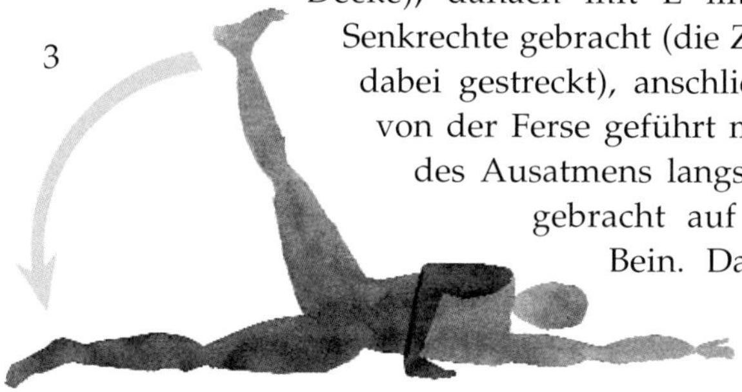

4. (4/1) Das obere (rechte) Bein ruht zunächst gestreckt auf dem liegenden (linken) leicht angewinkelten Bein und wird dann (4/2) in bleibender waagerechter Höhe leicht angewinkelt soweit wie möglich nach vorne Richtung Nase geführt, während sich der Oberkörper – vom oberen (rechten) Arm geführt – weit nach rechts einschließlich des Nackens und des Kopfes öffnet (dabei tiefes Einatmen).

(4/3) Während dann das (rechte) Bein gestreckt in gleicher Höhe zurück (über die Parallele der Beine) und weiter im großen Bogen weit nach hinten bis zur Beuge gleitet, führt der (rechte) Arm im Gegenbogen einen ganzen Kreis zurück aus: in der Längsachse des Körpers bedeutet das eine Rückführung des Arms über unten weiter zur anderen Seite nach links und hinauf; Oberkörper und Brustkorb wenden sich dabei bodenwärts, auch Kopf und Nacken drehen sich dehnend nach links, sodass am Boden an der linken Schulter vorbei der Fuß des angebeugten anderen Beines zu sehen ist (ausatmend dehnen).

Das Ganze ein bis drei Mal oder beliebig öfter ausführen.

(4/4) Der Wechsel zur anderen Seite nach diesen Übungen wird in Bauchlage ausgeführt: beide Arme sind nach vorne ausgestreckt, die Beine bleiben am Boden liegen oder können leicht angehoben werden.

Die Arme werden drei Mal über die Seite nach hinten geführt, sodass die Hände sich fassen und den Oberkörper gedehnt nach hinten ziehen können. (Wiederbeginn mit Übung 1 in der rechten Seitenlage.)

Zum Wechsel in die nächste Übung wieder zurück in die Rückenlage.

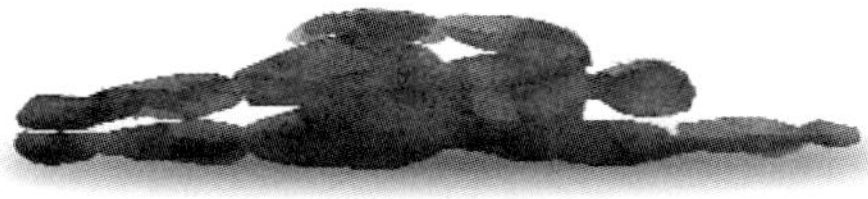

4/1

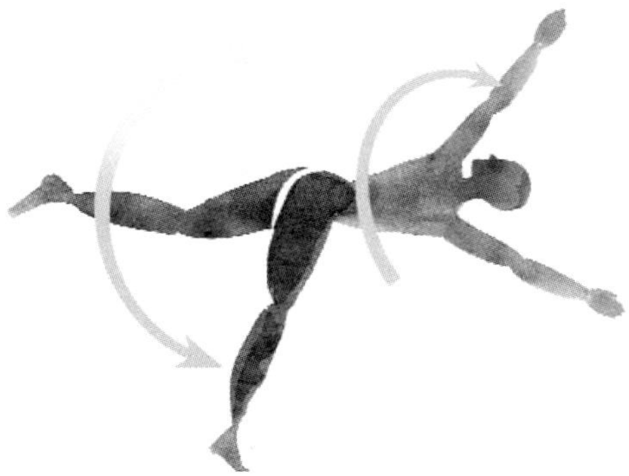

4/2

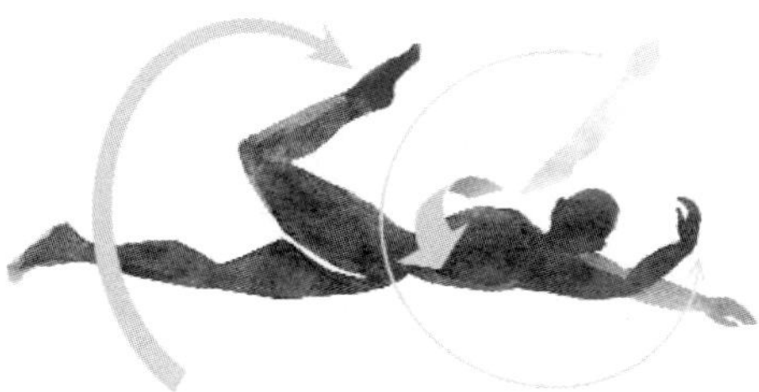

4/3

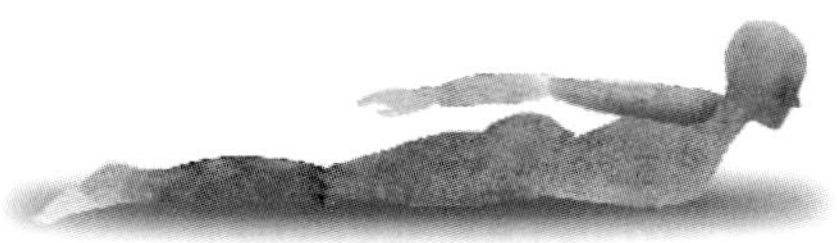

4/4

5. Erstes Auftauchen (eine Minute)

(5/1, 5/2) Das Ausatmen wird mit einem intensiven »hmm...« (A-Yang) zu den Füßen geschickt, während beide Arme auch Richtung Füße stoßen und damit anschließend den Oberkörper aufrichten. Die Arme wandern dabei weiter über vorne nach oben und öffnen sich weit (E-Yang). Dann wird das Atmen passiv (A-Yin), wenn der Oberkörper nach hinten abrollt. Mit E-Yin »sanfte Kraft« legen sich die Arme seitlich auf den Boden und die Beine kommen in einem weichen flex-développé leicht in die Senkrechte. Dabei strömt der energiereiche Atem in den Körper, aus der Erde in Rücken und Arme, aus der Luft in Füße und Beine und ist bis zum »Tan-tiän« (= Zinnoberfeld, zweites Chakra ungefähr eine Handbreit unter dem Bauchnabel) spürbar.

Diese Übung kann öfter ausgeführt werden, ist aber auch als einzelne Regenerationsübung zur Erfrischung geeignet.

Übung 5 kann mit »umgekehrter Atmung« ausgeführt werden, nun beginnend mit E-Yang und A-Yang, dann entspannend passiv E-Yin und A-Yin.

5/1

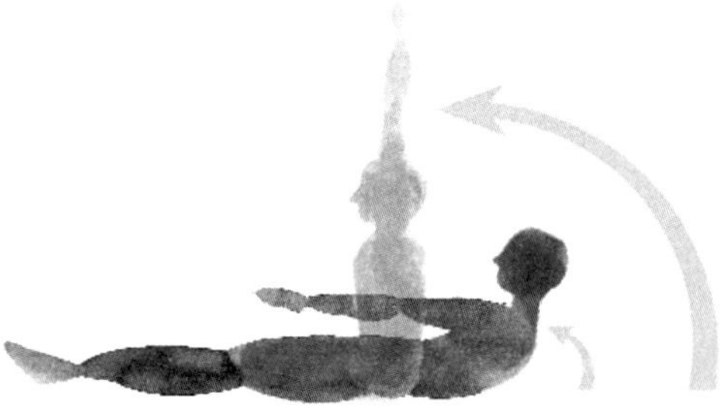

5/2

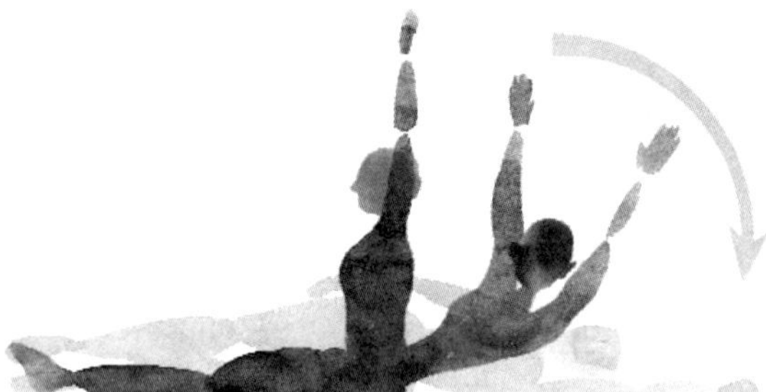

6. Kraft des Beckens I (eine Minute)

6

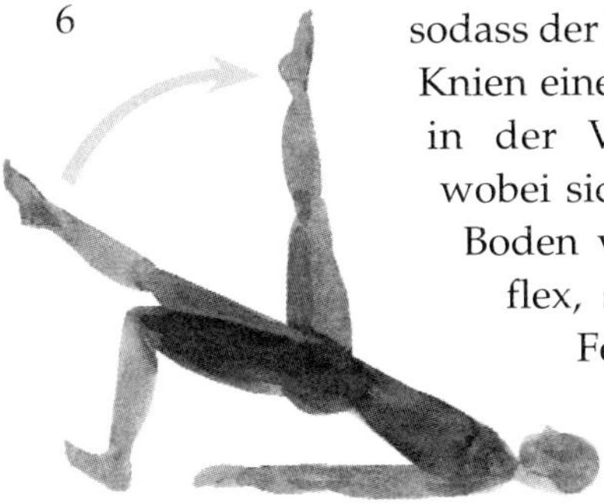

Aus der Rückenlage hebt sich das Becken an, sodass der Körper von den Schultern bis zu den Knien eine Gerade bildet. Ein Bein streckt sich in der Verlängerung der Körpergeraden, wobei sich der Fuß im flex befindet. Der am Boden verbleibende Fuß geht ebenfalls ins flex, sodass das Körpergewicht von der Ferse getragen wird. Nun wird das gestreckte Bein drei Mal senkrecht (oder weiter in Richtung Nase) in die Höhe gehoben (jeweils mit A, senkend mit E). Anschließend wird dasselbe Bein in der Verlängerung drei Mal in der Hüfte gedreht und in die Auswärtsstellung gebracht (jeweils mit A, zurück in die Parallelstellung mit E). Zur Erholung den Rücken auf den Boden legen, die Beine in der Höhe ausschütteln; dann die Füße in der Höhe kräftig in beiden Richtungen kreisen lassen und mehrmals die Unterschenkel fallen lassen. (Auch hier kann mit umgekehrter Atmung gearbeitet werden; für das andere Bein gilt derselbe Ablauf.)

7. Kraft der unteren Mitte (eine Minute)

(7/1) Rückenlage: Der Rücken bedeckt lückenlos den Boden, die Füße sind aufgestellt. Beide Hände hinter dem Kopf, Ellbogen möglichst am Boden liegend. E-Yang mit breitem Rücken. Mit A-Yang (»hmm ...«) geballte Kraft die Wirbelsäule abwärts schicken bis zum Beckenboden. Bei E wieder »erholend« (von unten her sich öffnend) einatmen.

7/1

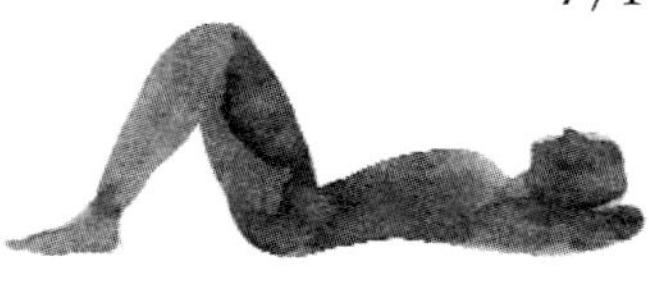

(7/2) Bei gleichbleibendem A »hmm ...« nähern sich Ellbogen und Knie, das heißt beide Hände ziehen den Kopf nach vorne, während sich die Knie anheben. Bei E wieder »erholende« Einatmung, breiter Rücken, Ellbogen am Boden.

7/2

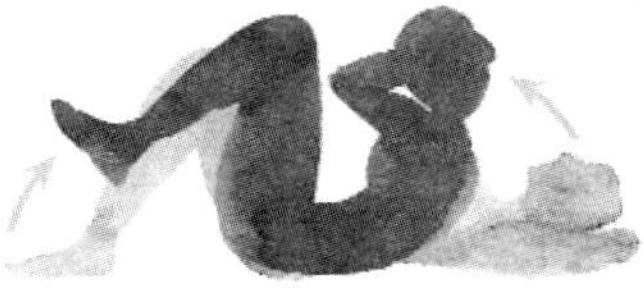

8. Kraft der unteren Rumpfschrägmuskeln (eine Minute)

(8/1) Rückenlage: Kurzes Heben der Beine und Ausschütteln. Beine sinken daraufhin in sich zusammen, sodass die Füße locker in der Luft hängen, Oberschenkel liegen leicht auf dem Bauch auf.

8/1

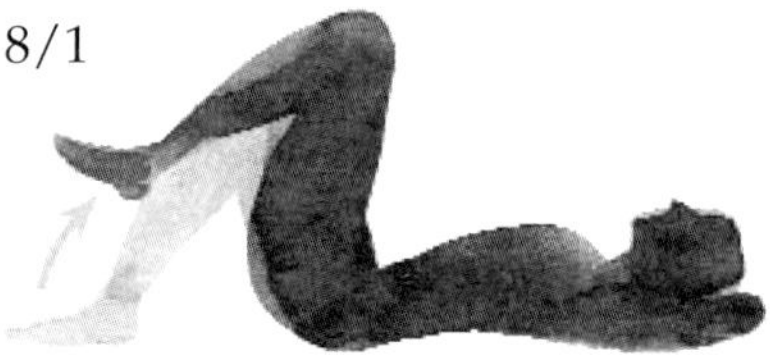

8/2

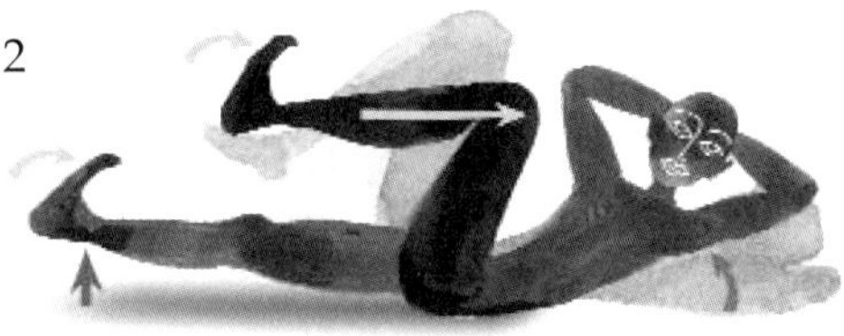

(8/2) Bei gleichbleibendem A »hmm ...« (siehe Übung 7) zielt die geballte Kraft direkt in die Ferse des rechten Beines, das sich flex kräftig schiebend dicht über dem Boden ausstreckt. (Bei Rückenproblemen oder wenn der Rücken hochzuspringen droht, ist das Bein in derselben Weise weiter in die Höhe zu strecken, damit der »Hebel« nicht zu lang und schwer wird; bei dieser Übung muss der Rücken voll aufliegen.) Gleichzeitig mit rechtem Bein und Ferse bewegt sich der rechte Ellbogen zum gegenüberliegenden Knie (alles mit A-Yang). Bei E wieder erholende Entspannung auf dem Rücken, beide Füße nebeneinander gelockert, Ellbogen am Boden. Dasselbe auf der anderen Seite. Bei dieser Übung ist immer eine Körperseite aktiv (es werden die inneren schrägen Bauchmuskeln erreicht).

9. Kraft der oberen Mitte (eine Minute)

Rückenlage: Der Rücken liegt gut auf, die Füße sind aufgestellt, die Knie bleiben zusammen. Die Hände sind hinter dem Nacken verschränkt (oder zur Erleichterung nach vorne gestreckt) und ziehen den Oberkörper neun Mal nach vorne. Atemrhythmus wie gehabt (A – E).

9

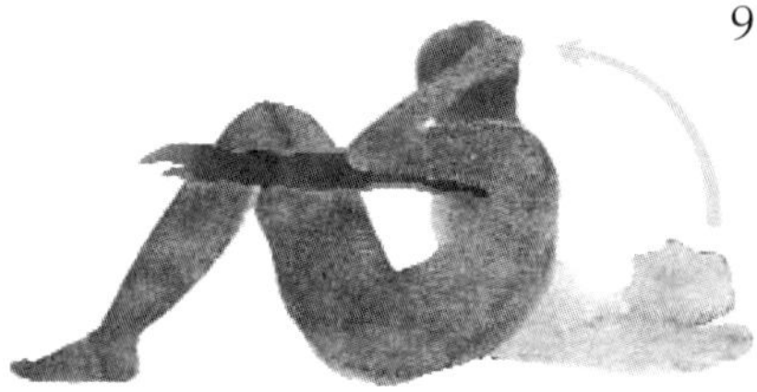

10. Große Schere (eine Minute)

(10/1) Rückenlage: Die Arme liegen unterstützend mit den Handflächen nach unten neben dem Körper auf dem Boden. Die Beine liegen gestreckt parallel. Das rechte Bein beugt sich (parallel bleibend!), sodass die Zehenspitzen neben dem Knie des linken platziert sind. Beide Beine heben sich in dieser Stellung an (A). Dann wird das rechte Bein in die Höhe gestreckt (E), während das linke gestreckte Bein Richtung Boden geht, das heißt die Beine öffnen sich (E), soweit es geht, wie eine Schere. Das rechte Bein kommt nun mit A langsam herab, während sich das linke schon vorbereitend beugt, um mit den Zehenspitzen neben dem rechten Knie zu landen. Dasselbe geschieht links, das heißt das linke Bein öffnet sich in die Höhe, während das rechte Bein Richtung Boden geht und so fort.

Die Übung ist so in den eigenen Atemrhythmus einzufügen, dass jedes Mal die Schere einatmend geschieht, der Rest jedoch ausatmend ausgeführt wird, also das Senken und das darauf folgende Anheben. Das Ganze drei Mal.

(10/2) Jetzt beugen sich beide Beine parallel an (A). Während des Ausstreckens beider Beine (E – eine Art Schwimmbewegung) geht das rechte Bein von der Hüfte aus auswärts gerichtet seitlich bis zur Streckung – während das linke gestreckte Bein geradeaus eine Höhe von etwa zwanzig Zentimetern über dem Boden erreicht. Dort kommt das rechte Bein, sich dabei wieder parallel drehend, dazu. (Der Rücken darf dabei den Boden nicht verlassen, sonst muss die Bewegung der Beine etwas höher angesetzt werden.) Wieder ziehen sich beide Knie (A) an, danach das Gleiche nach links.

10/1

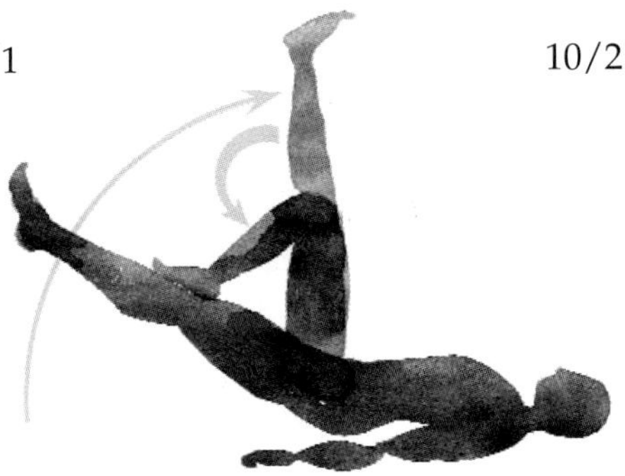

10/2

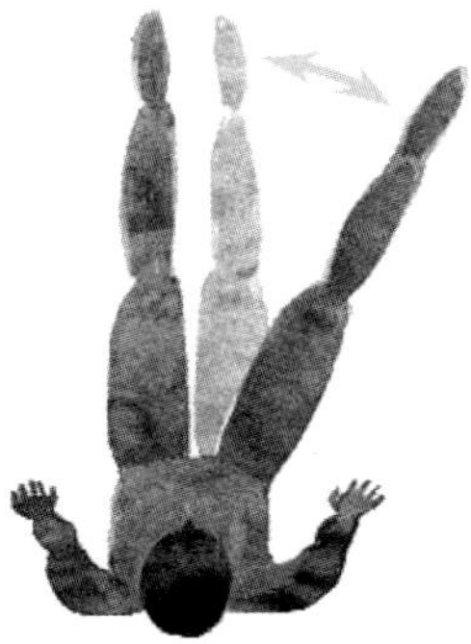

Die gleiche Übung in der »Umkehrung«: Beim Anziehen der Knie wird (E) genügend Energie gesammelt, um die restliche Übung mit der aktiven Energie des Ausatmens zu schaffen; die Füße sind während der greifenden Bewegung (A) im flex, um sich bei der (E) Sammlung wieder zu lockern.

11. Großer Armbogen (eine Minute)

Großer Armbogen mit Yang-Kraft. Rückenlage:
(11/1) Füße sind aufgestellt, Arme liegen gelöst schräg nach oben ausgestreckt auf dem Boden. Breite Rückenatmung. Während beide Beine links zur Seite wegkippen und der Kopf nach rechts sinkt, strömt befreiende starke Atmung ein (E-Yang), die sofort die »geballte Kraft« ermöglicht (A-Yang Wirbelsäule Richtung Hui-yin = unterstes Chakra).

(11/2, 3, 4) Mit A-Yang führt nun die rechte Hand/der rechte Arm – einschließlich Schulterpartie, Oberkörper und Rumpf gänzlich durch A-Yang bis zum Hui-yin verbunden! – über weit links bis ganz nach vorn; der belastete Arm hat sich etwas nach unten verschoben und dient dem sich aufrollenden Rumpf als Stütze; dabei können sich auch die Beine allmählich strecken.

(11/5) Vorne, das heißt Hände an den Füßen, löst die linke Hand die rechte ab, sodass nun (11/6) der linke Arm über weit rechts (rechter

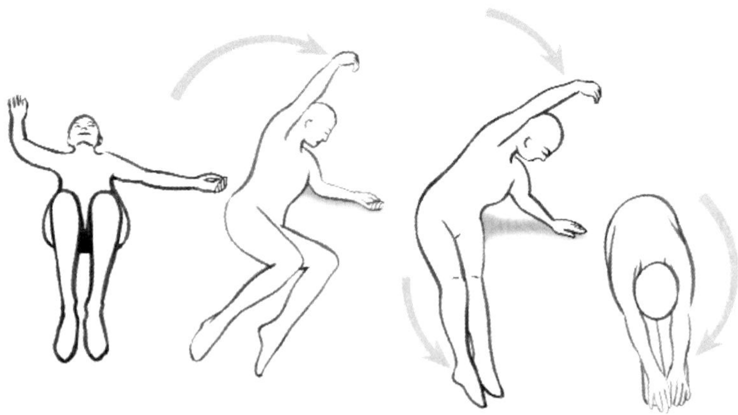

11/1 11/2 11/3 11/4

Ellbogen kann wieder abstützen, wenn der gesamte Rumpf abrollt) und weiter nach oben über dem Kopf am Boden entlang bis auf die linke Seite führt (11/7). Dabei beugen sich die Knie wieder und begleiten den linken Arm in der Richtung der Bewegung. Achtung: Armkreis geht von rechts aufwärts über die linke Seite nach unten (dort löst die linke Hand die rechte ab), sodann von unten weiter über die rechte Seite aufwärts nach links; immer folgt der Blick der Hand, und immer begleiten beide Knie den Blick während des eineinhalb Kreise umfassenden Bogens, möglichst mit einem einzigen »hmm …« (A-Yang) ausgeführt – notfalls kann vorne beim Handwechsel kurz eingeatmet werden. Es folgt direkt (11/8) das befreiende E-Yang beim Kippen beider Beine nach rechts, während der Kopf entspannt nach links gewendet bleibt.

A-Yang: der gesamte Bogen beginnt nun mit dem linken Arm (in der Längsachse des Körpers): über oben seitlich rechts nach unten und wieder – Ablösung der Hände – mit rechtem Arm mit großem Bogen nach links über oben rechts landend.

E-Yang: beide Beine kippen wieder nach links, Kopf bleibt nach rechts gewendet (siehe Anfang der Übung).

Diese Übung hilft, den ganzheitlichen Ausdruck von Gebärden der Arme und der Hände zu verwirklichen. Denn Atmung und Energie bewirken, dass die Bewegung der Arme tatsächlich am Hui-yin beginnt und durch die Mitte mit dem Ganzen verbunden ist.

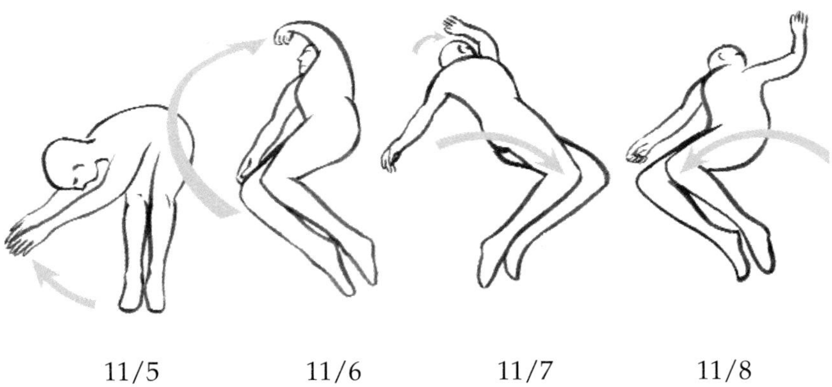

11/5 11/6 11/7 11/8

12. Kraft der oberen Mitte II (eine Minute)

(12/1) Stärkung der Mitte, Rückenlage: Der Rücken liegt gut auf. Die gestreckten Beine werden (A-Yang) gespreizt angehoben, und beide gestreckten Arme ziehen nach vorne so weit wie möglich und nehmen dabei den Oberkörper mit. Während der Rücken zurückrollt (E-Yin), strömt Atem ein. Drei Mal. (12/2) Beine angewinkelt, Füße locker hängen lassen, dann werden beide Hände am Nacken gefasst, und der Oberkörper wird seitlich abwechselnd nach rechts und nach links in die Höhe gehoben, im gleichen Atemrhythmus wie eben beschrieben. Jeweils drei Mal. Nun kurz zum Sitzen kommen, hinten mit den Händen abgestützt; dann rollt im Sinne der Körperwelle die obere Wirbelsäule (A) ab und (E) auf, wobei der Kopf jeweils weit nach hinten absinkt und sich die Wirbelsäule von unten her bis zum Brustbein aufrollt und öffnet. Drei Mal.

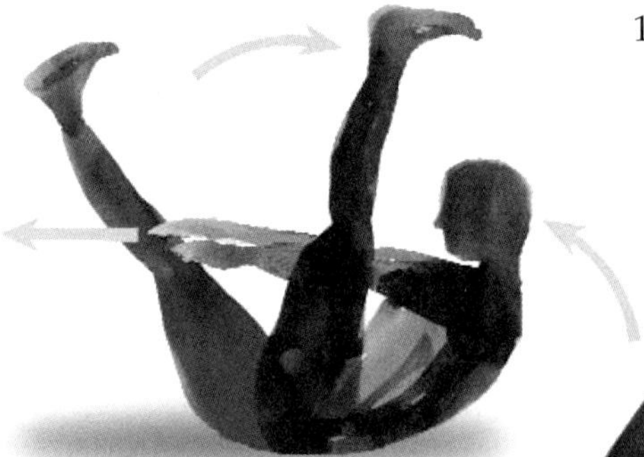

12/1

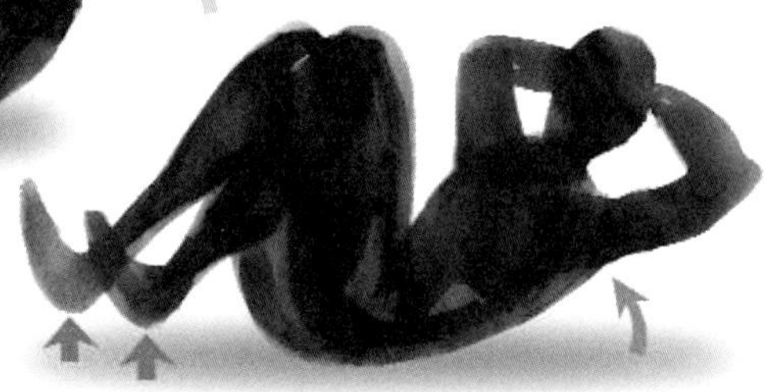

12/2

13. Kraft der oberen Mitte III (eine Minute)

Rückenlage: Der Rücken liegt gut auf, die Füße sind aufgestellt, Knie bleiben zusammen, Arme weisen gestreckt (Richtung Füße) nach vorne. Es wird der schwierigste Teil des Aufrichtens gewählt, das heißt, der Rücken liegt nicht mehr auf und wird – gestreckt bleibend – nur zur halben Höhe hin aufgerichtet (A-Yang) und dann nicht ganz abgelegt (E-Yang). Dieses geschieht neun Mal. Die Beine können auch ausgestreckt sein, dann ebenfalls nur zur halben Höhe erheben und nicht ganz ablegen.

Der Atemrhythmus kann selbst gewählt werden, das heißt aufrichtend A und senkend E, oder aufrichtend E und senkend A. Aus- wie Einatmen ist dabei aktiv (hier sammelnd), also nicht passiv und nachgebend (vergleiche Übung 4/4).

Anschließend ist ein tiefes ausruhendes Atmen angenehm, es kann aber auch gleich in die ausgleichende Übung 14 übergegangen werden.

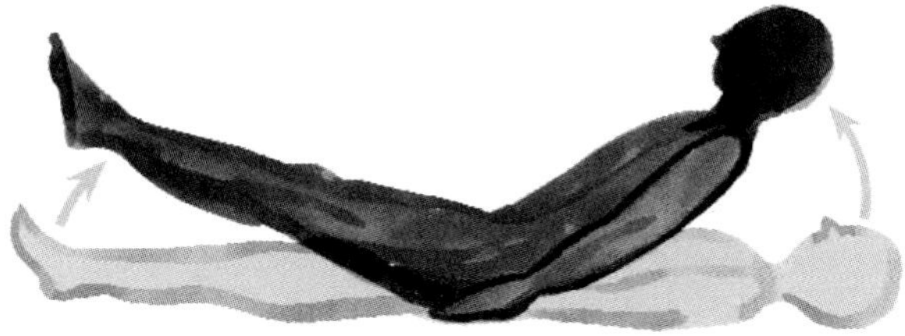

13

14. Runde Schaukel I (halbe Minute)

Mit angebeugten Beinen rollt der Körper nach hinten, so weit es geht (E). Dann rollt er rund nach vorne, wobei die Hände die Fußgelenke fassen und die Knie von den Ellenbogen zur Seite gedrückt werden (A). Dieses Rollen geschieht neun Mal. (Durchaus kann auch hier der umgekehrte Atem angenehm sein, nämlich nach hinten rollen mit A und nach vorne dehnen mit tiefem E.)

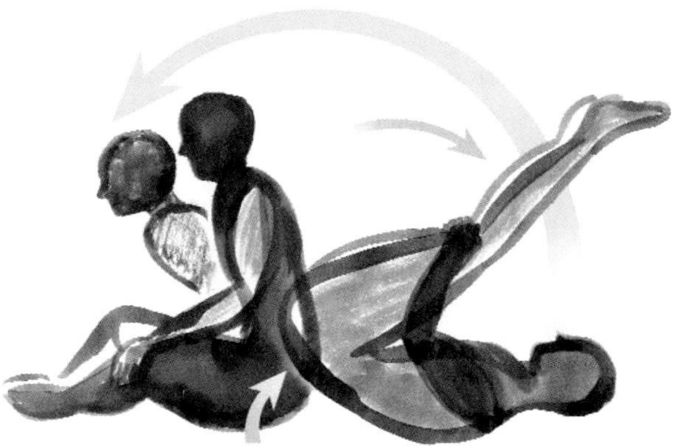

14

15. Schwebende Beine (zwei Minuten)

Der Rücken liegt gut auf, die Beine sind locker in der Senkrechten mit leicht – im Wechsel – übereinander gelegten Füßen.

(15/1) Einatmen in den untersten Wirbel (zum Hui-yin hin): gleichzeitig mit dem Kopf hebt sich nur der unterste Teil der Wirbelsäule (Beckenboden) vom Boden ab, als wolle man dort Platz machen für das Unterlegen einer Hand oder eines flachen Gegenstandes. Es sind nur die Gesäßmuskeln und mittleren Bauchmuskeln angespannt. Danach loslassendes Ausatmen. Dies zehn Mal. Das Gleiche geschieht nun mit umgekehrtem Atem (dabei können die Hände unter dem Kopf gefasst sein, um den Oberkörper nach oben/vorne anzuheben): Mit »hmm ...« (A) Abheben von der Erde (unterste Wirbel und Schulterpartie), mit E erholendes loslassendes Ablegen und Kraftholen. Auch diese Übung zehn Mal.

Variante: Nach dem Anheben wird der unterste Teil der Wirbelsäule etwas seitlich verschoben abgelegt, anschließend wieder in die Mitte verlagert, rechts und links abwechselnd. Ebenfalls ein Mal mit E – A, dann mit A – E (beliebig oft).

(15/2) Die Übung des Anhebens ohne zwischenzeitliches Ablegen: Mit E anheben und weiteratmen in angehobenem Zustand. Dabei können die in der Höhe leicht gestreckten Füße, in einem Abstand von etwa dreißig bis hundert Zentimetern, langsam in weiten Bögen gegenläufige Halbkreise ziehen. Die Hände sind entweder hinter dem Kopf gefasst und ziehen den Oberkörper nach oben, oder die Arme weisen locker in die Höhe und begleiten die Beine in der Bewegung der Halbkreise, auch können die Arme gegenläufig sein, sodass sich die Hände jeweils zu den Gegenfüßen ziehen. Da Beine und Arme durch den Abstand voneinander eine gewisse Hebelwirkung ausüben, werden direkt die innersten Bauchmuskeln beansprucht, man spürt deutlich die eigene Mitte etwa unter dem Bauchnabel, als wenn ein Pfeil ins Schwarze einer Zielscheibe getroffen hätte.

Ungefähr zwanzig Atemeinheiten. Nun gründlich ausruhen, die Unterschenkel und Füße können locker hängen und die Schultern wieder gut aufliegen.

Breite Rückenatmung, Kraftsammlung E und A.

15/1 15/2

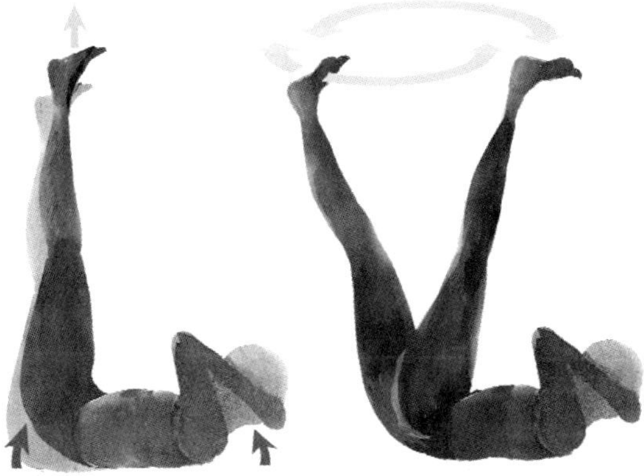

16. Weit über dem Sockel oder A-hoi (eine Minute)

(Warum »a-hoi«? 1. Als Aufmunterung nach der vorhergehenden Anstrengung, 2. Die seitliche Weitung oben gleicht einem Ausblick in die weite Welt.)

Balance im Sitzen. Die Balance wird lediglich auf den Sitzhöckern gehalten, das heißt, dass eine Grundstellung, eine Ausgangsposition dieser Übung, die wir immer wieder einnehmen, folgendermaßen aussieht:

(16/1) Arme weisen waagerecht nach vorne bei schräg nach hinten gestrecktem Rücken; bei angezogenen Knien zeigen die Unterschenkel in die gleiche Richtung wie die Arme. Gut mit E und A halten.

Mit E-Yang gehen die Arme nun als Verlängerung des schräg gestreckten Rückens gestreckt in die Höhe, während die Unterschenkel schräg hinauf in die Verlängerung der Oberschenkel gestreckt werden, sodass ein großes V entsteht. Diese Balance auf den Sitzhöckern wird die ganze Übung hindurch streng von Rücken und Oberschenkeln eingehalten; die Knie sind immer dicht nebeneinander. Gut mit E halten. Dann A: Die Arme gehen über die Seite (wobei auf das Schulterblatt zu achten ist) wieder gestreckt nach vorne, ebenso die Unterschenkel zurück in die »Grundstellung«.

(16/2 und 16/3) E: Während der linke Unterschenkel schräg in die Verlängerung des Beines gestreckt wird, geht der rechte gestreckte

Arm wieder in die Verlängerung des Rückens, wobei die Schultern so weit wie möglich zur rechten Seite geöffnet werden.

A: Wieder Grundstellung. Dann dasselbe mit dem rechten Unterschenkel und dem linken gestreckten Arm und so fort. Drei Mal wechseln. Dann wieder über die Grundstellung zur Rückenlage zurück. Kraftsammlung E und A.

(16/4) A-Yang: Über die Grundstellung gehen wieder beide Arme in die Verlängerung des Rückens und beide Unterschenkel in die Verlängerung der Beine zum großen V. E-Yang: den Oberkörper von der Mitte her drehen und weit nach rechts wenden; Übergang über vorne (A-Yin) zu E-Yang: den Oberkörper weit nach links öffnen. Einige Male wiederholen (»a-hoi!«), dann über die Grundstellung in die Rückenlage zurückkehren. Kraftsammlung E und A.

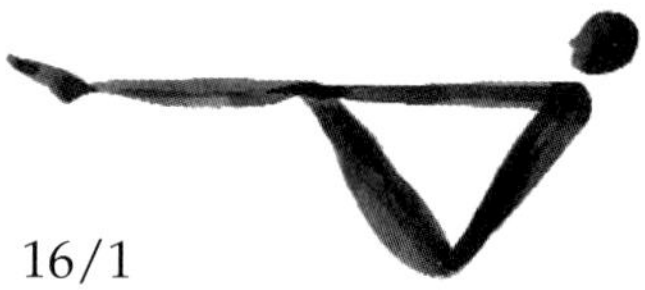

16/1

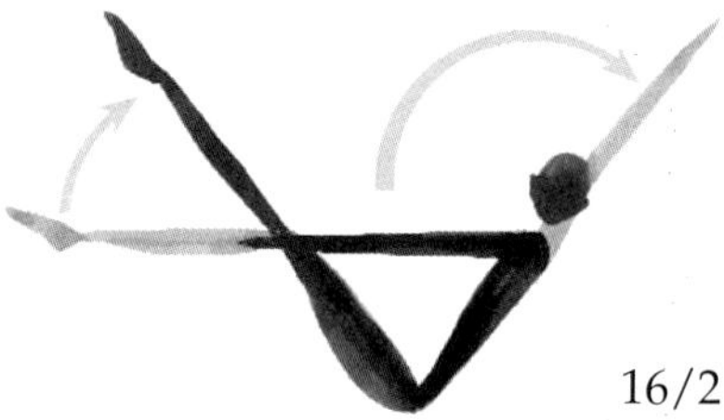

16/2

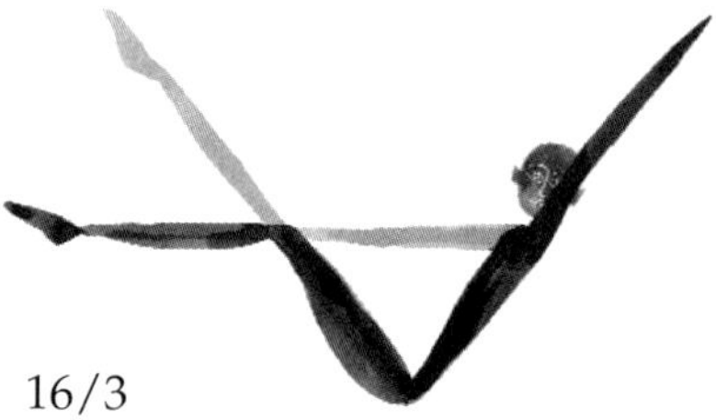

16/3

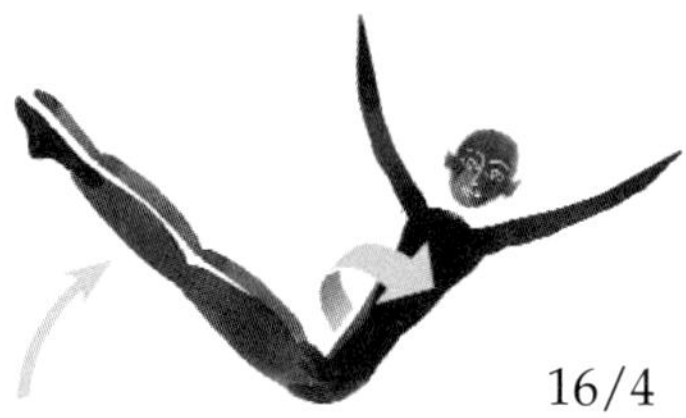

16/4

17. Schwebende Schräge (zwei Minuten)

(17/1) Enger Sitz: Mit den Armen die angewinkelten Beine dicht an den Rumpf ziehen, dabei ist der Rücken kerzengerade. Die Übung kann wieder in zweierlei Atmung durchgeführt werden.

(17/2) Wechsel zwischen einem engen Sitz und einer Schrägstreckung des Körpers, einmal auf der rechten und dann auf der linken Hüfte, wobei jeweils bei lang nach hinten gestrecktem Rücken (inklusive

17/1

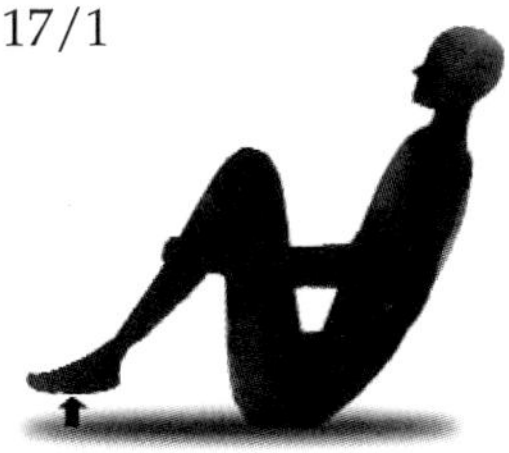

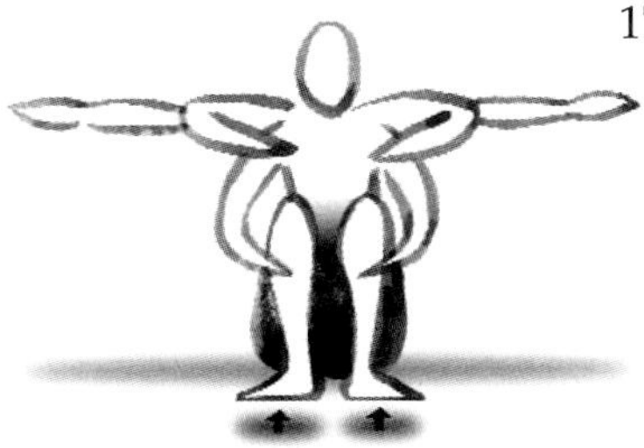

17/3

Nacken) die Arme nach vorne gestreckt sind. Also enger Sitz A – Schräge E – enger Sitz A – Schräge E oder (Umkehrung): Enger Sitz E – Schräge A – enger Sitz E – Schräge A. Je drei Mal rechts und links.

(17/3) Der zusammengezogene Sitz kann verschiedene Formen haben: 1. mit den Händen die Knie herangedrückt, 2. die Arme weit ausgebreitet, 3. beide Ellbogen stark nach hinten geschoben, sodass das Schulterblatt stark beansprucht ist, 4. vor dem Hinlegen mit den Händen wieder die Knie herangedrückt bei tiefem E-Yang, um dann mit A-Yin abzurollen.

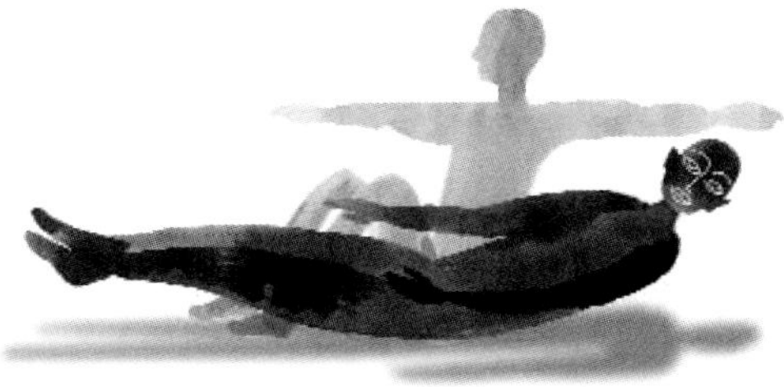

17/2

18. Runde Schaukel II (halbe Minute)

Zwischenübung: auf rundem Rücken vor- und zurückrollen, dabei die Arme nach vorne strecken. In der Ruhepause gut durchatmen.

19. Schmale Kerze und Dehnen (eine Minute)

(19/1) Aus der Rückenlage in die Kerze gehen; dabei können die Hände den Rücken unterstützen. Abwechselnd werden (jeweils A-Yin) die Beine, das eine weit in die Höhe, das andere unten weit über den Kopf hinweg, in die Länge gezogen, mit E wieder in die Kerze gehen (drei Mal). Danach kommen beide Beine so weit wie möglich mit den Zehenspitzen zum Boden. Nun abwechselnd das rechte und das linke Bein dehnen, indem die Ferse in die Dehnung zieht (A) (drei Mal); anschließend nochmals beide Beine zugleich in dieser Weise dehnen (drei Mal). Es ist darauf zu achten, dass zwischendurch immer genügend Zeit zum Einatmen genommen wird, das heißt beim Wechseln der Seiten jeweils E-Yin.

Nun wieder in die Kerze gehen (E) und mit beiden gestreckten Beinen weit hinter den Kopf kommen (A), sodass die Knie die Nase berühren (drei Mal).

Danach rollt der Rücken (E-Yin und A-Yin) so langsam wie möglich ab, wobei die Beine möglichst bis zuletzt (A-Yang) gestreckt bleiben. Wichtig ist dabei, dass der Mittelrücken die ganze Zeit den Boden berührt.

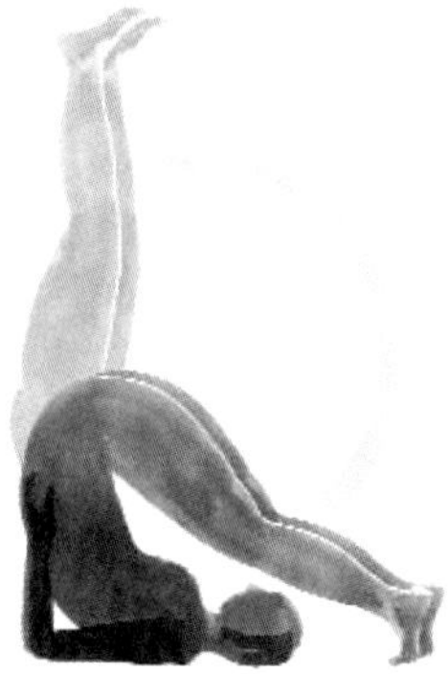

19/1

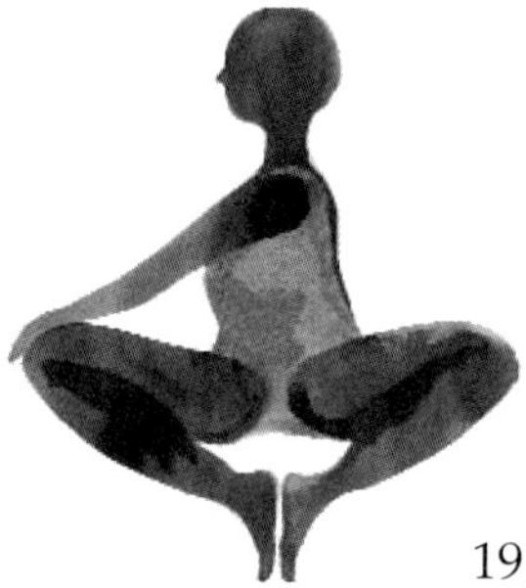

19/2

(19/2) Zum Sitzen kommen, angewinkelte Beine an den Knien seitlich nach unten drücken, so dass Fußsohle an Fußsohle zu liegen kommt. Dann Rücken und Arme weit nach oben strecken (E).

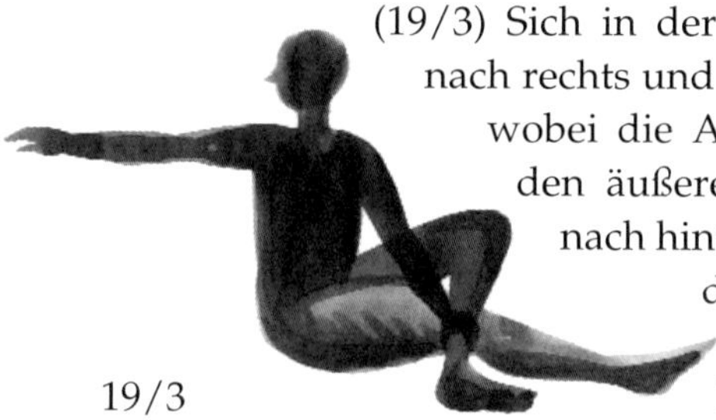

19/3

(19/3) Sich in der Taille drehend ein Mal weit nach rechts und dann weit nach links wenden, wobei die Arme sich jeweils weit öffnen; den äußeren Arm so weit wie möglich nach hinten strecken, während der vordere Arm das Knie nach unten drückt, jeweils gut mit A und E die Dehnungen halten.

20. Spagatkerze und Dehnen (sechs Minuten)

Umkehrung der vorangegangenen Übung, derselbe Bewegungsablauf, das heißt die Beine werden gedehnt – das eine nach oben, das andere nach unten, weit hinter den Kopf – in die Fersen hinein bis zur Streckung der Füße – E-Yang, beim Wechsel der Seiten A-Yin.

(20/1) Bei der anschließenden Kerze senken sich die Beine über die Seiten spreizend und kommen anschließend dicht am Boden wieder zueinander (A); dort ein Mal tief einatmen – E –; dann mit A von dieser Parallelhaltung der Beine wieder unten zur Spreizung kommen und die Beine über die Seite bis zur Senkrechten anheben; danach langsames Abrollen des Rückens mit gespreizten Beinen (E).

(20/2) Die sich daran anschließenden Dehnübungen erfolgen aus dem aufrechten Sitzen mit weit gespreizten Beinen. Zuerst mit der Wirbelsäule so weit wie möglich nach hinten drehen, dabei sind die Arme weit geöffnet;

(20/3) dann wird der Oberkörper mit weit ausgestreckten Armen ganz langsam einmal dicht auf das eine und dann auf das andere Bein gelegt, und zwar jeweils mit dem Gewicht des gesamten Oberkörpers.

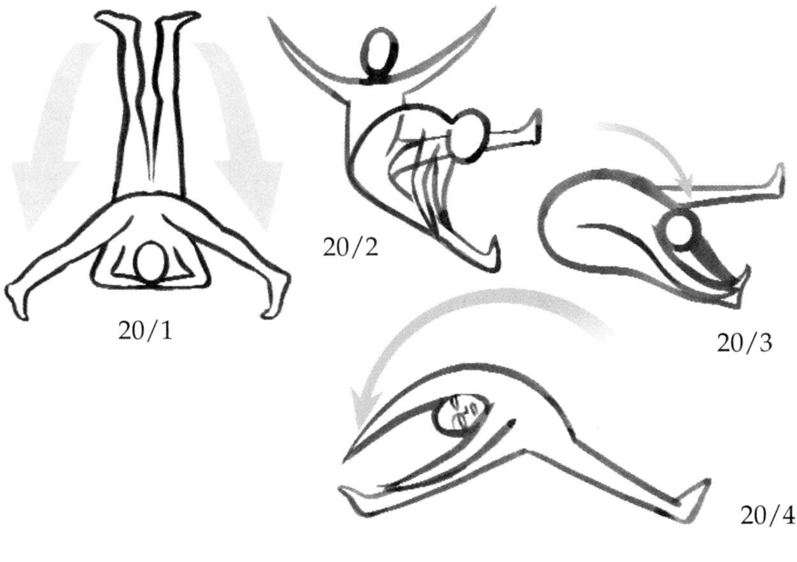

20/1 20/2 20/3 20/4

Beide Seiten ein bis zwei Minuten halten, aus der Erde strömt E-Yin ein, bei jedem A-Yin ein wenig mehr nachgeben. Einige Male wiederholen.

(20/4) Danach erfolgt die Dehnung einige Male mit seitlich aufgelegtem Oberkörper.

21. Beindehnung und Balance (eine Minute)

(21/1) Sitzen mit gestrecktem Rücken, die Beine anwinkeln, Knie nach außen fallen lassen. Die Fersen mit den Händen greifen und dann die Beine erst einzeln, dann beide zugleich bis zur gespreizten Streckung heben (E). Der Rücken sollte gestreckt bleiben.

(21/2) Sitz und Balance nur auf den Sitzhöckern. Einige Male wiederholen, ohne die Balance zu verlieren. (Atmung kann abwechseln.)

Während nach dem Anheben der Beine die Füße angewinkelt bleiben, lassen die Hände los und die Beine werden ganz langsam gesenkt (A).

(21/3) (noch im Sitzen) Bei gespreizten Beinen legt sich der Körper weit nach vorne auf den Boden, die Arme sind lang vorgestreckt. Der Oberkörper atmet flach horizontal mit der Erde gemeinsam, bei E aufnehmend, bei A loslassend (etwa eine Minute liegen bleiben).

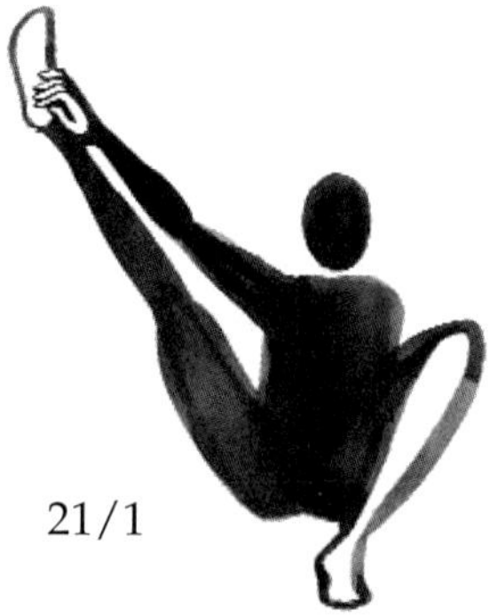

21/1

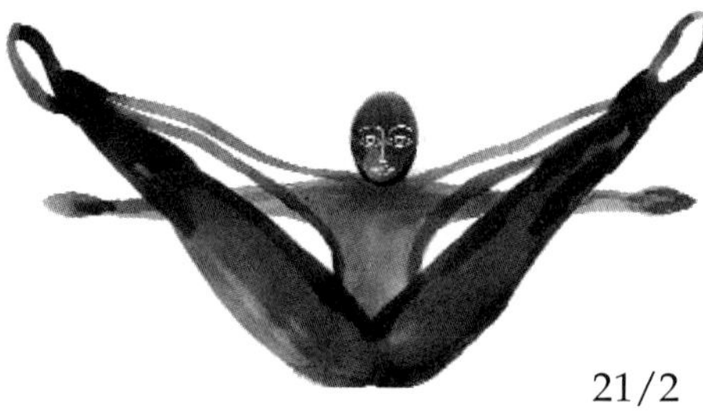

21/2

21/3

22. Kraft der oberen Mitte IV (eine Minute)

(22/1) Rückenlage, Arme neben dem Körper. Gestreckte Beine werden gleichzeitig mit dem Kopf angehoben und wieder abgelegt (wechselweise oder je zur Hälfte A – E und E – A). Neun oder zehn Mal. Unbedingt darauf achten, dass der Rücken Bodenkontakt hat.

Zur Erholung die angewinkelten Beine dicht an den Rumpf heranziehen (E-Yang, Kraftsammlung).

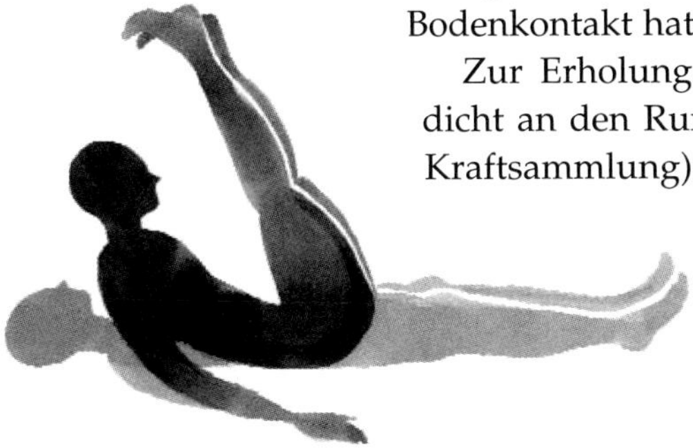

22

23. Kraft des Beckens II (halbe Minute)

Kräftigung von Rücken, Hüften und Oberschenkeln (Ähnlichkeit mit Übung 6). Rückenlage. Die Beine sind angewinkelt, die Knie fallen sacht nach außen (A-Yin). Dann (A-Yang) – dabei bleiben die Knie möglichst auswärts – die Hüften nach oben stemmen, wobei das Gewicht auf den Fußballen lastet. Ein Bein streckt sich bis in die Verlängerung des Rückens (E + A-Yang), danach E-Yang: das Bein wird bis in die höchste Höhe angehoben, A-Yang: das Bein wird bis dicht über die Erde abgesenkt, nun das Bein drei Mal möglichst weit heben und senken und dann kurz in der Verlängerung des Rückens halten. E-Yin + A: auf flachem Rücken pausieren und Kraft sammeln. Die Übung mit dem anderen Bein wiederholen.

23

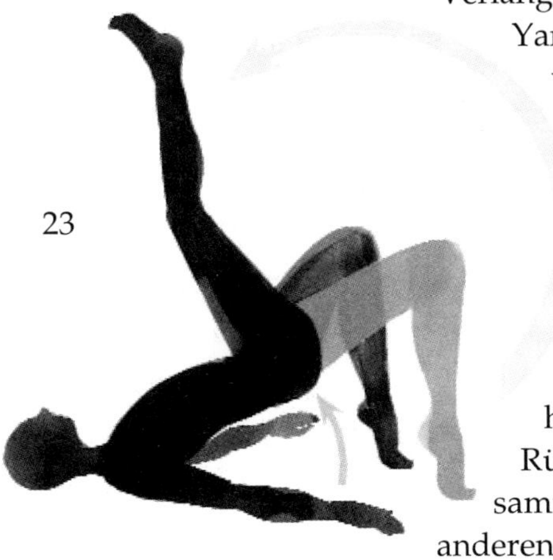

24. Geschmeidige Hüften (eine Minute)

Rückenlage. Arme ruhen entspannt neben dem Körper. Aus gelöstem Atmen heraus werden die Hüften, einmal nach rechts und dann über die Mitte nach links, leicht ausgeschwungen. Es ergibt sich auf flachem Boden eine flache Acht, die sowohl mit E rechts und A links geschwungen wird als auch umgekehrt. Die Hüftgelenke erfahren dadurch eine gelöste Weitung.

(24/1) Während die Beine weiterhin gestreckt flach auf dem Boden liegen, wird nun einzeln zuerst ein Bein leicht angehoben und dabei auswärts gedreht, wobei die Ferse die Drehung des Beines anführt, die Hüfte folgt der Ferse in eine maximale Auswärtsstellung; danach führen die Zehen eine Drehung einwärts an, sodass auch die Hüfte in eine maximal eingedrehte Stellung kommt.

(Es ergibt sich die Bewegungslinie einer senkrecht aufgerichteten Acht, jeweils von der Ferse nach außen-oben angeführt und mit einwärts gekehrten Zehen hinuntergeführt.) Diese Hüftdrehung wird einige Male jeweils von Ferse und Zehen angeführt. Wiederholung mit dem anderen Bein.

Zwischendehnung und Stärkung: Ein Bein wird leicht angewinkelt. Mit der Hand wird das auswärts gelagerte Knie nun leicht in die Weite gezogen (A-Yin); nach etwa drei Sekunden verwandelt sich das A-Yin

24/1

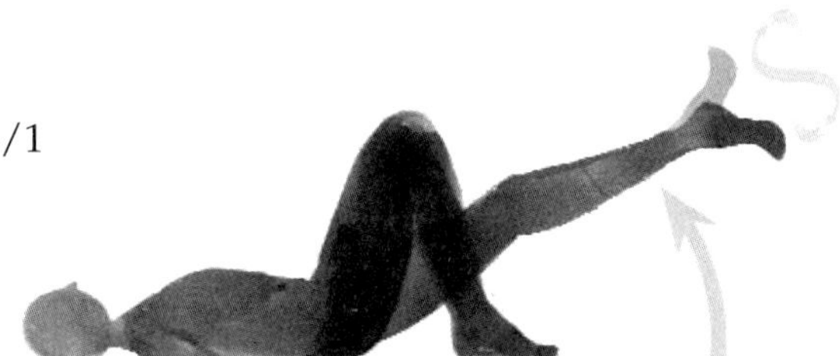

24/2

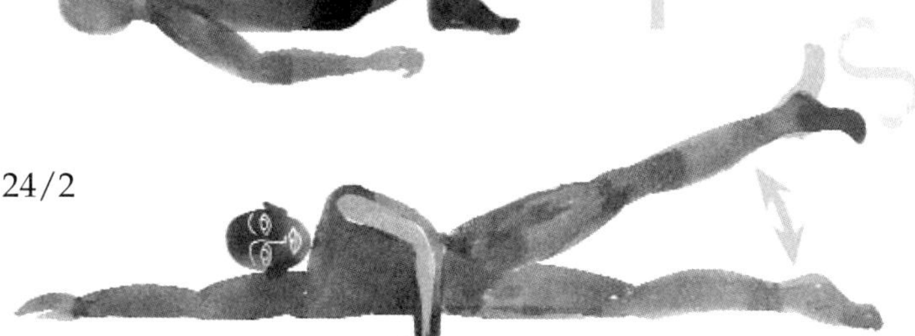

in ein A-Yang, wobei die Hüfte sich wieder einzieht und dem Nach-Außenziehen entgegensteuert; dieser Wechsel von A-Yin (passiv) zu A-Yang (aktiv) wird einige Male wiederholt. Dasselbe mit dem anderen Bein.

(24/2) Seitenlage, gut abgestützt. Die wechselnde Drehung von Ferse und Zehen, jeweils gefolgt von der Hüfte (ergibt eine flache Acht), wird mehrere Male vom oberen Bein ausgeführt, wobei es sich mehr und mehr in die Höhe hebt und danach wieder senkt. Wiederholung auf der anderen Seite.

Abschließend wird das obere parallel gehaltene Bein angewinkelt und in bestmögliche Höhe gehoben und ausgestreckt, dann wieder gesenkt. Danach bleibt das Bein unten, das Knie gibt nach, sodass ein lockeres Ausschwingen des Beines nach vorne und nach hinten erfolgt. Die Hüften sind geschmeidig und entspannt.

Wiederholung auf der anderen Seite.

25. Flacher Tisch (eine Minute)

(25/1) Aufsetzen. Beide Füße im Hüftabstand aufstellen, die Arme neben den Hüften aufstützen. Das Becken nach vorne bis in die Waagerechte anheben und dann wieder neben den Händen in die Sitzposition bringen. (Fünf Mal mit E nach oben, mit A setzen, dann vier Mal mit A nach oben, mit E setzen – oder vier und drei Mal, oder drei und zwei Mal, je nach momentaner Energie.) Zur Erholung die angewinkelten Beine dicht heranziehen und umarmen (E-Yang).

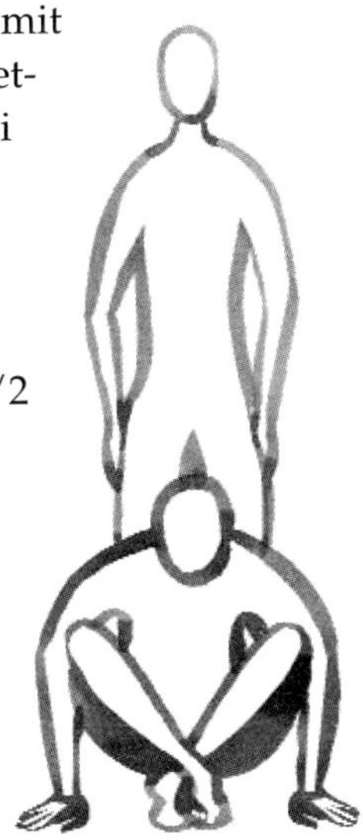

25/2

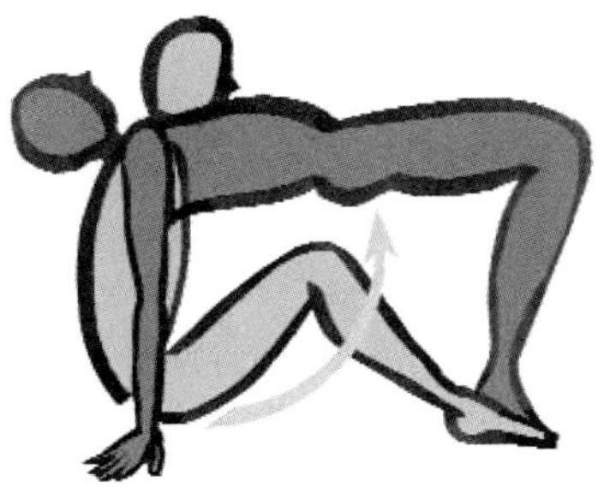

25/1

(25/2) Zum Aufstehen werden – noch im Sitz – die Füße dicht herangezogen, wobei sich die Hände hinten aufstützen. Breite Rückenatmung (E-Yang) verwandelt sich beim Hochstemmen in intensive Yang-Kraft-Atmung (A »hmm …«), sodass sich die Mitte des Körpers beim Aufstehen direkt über den Füßen befindet.

II. Übungen in der Vertikalen

26. Entschluss-Übung (halbe Minute)

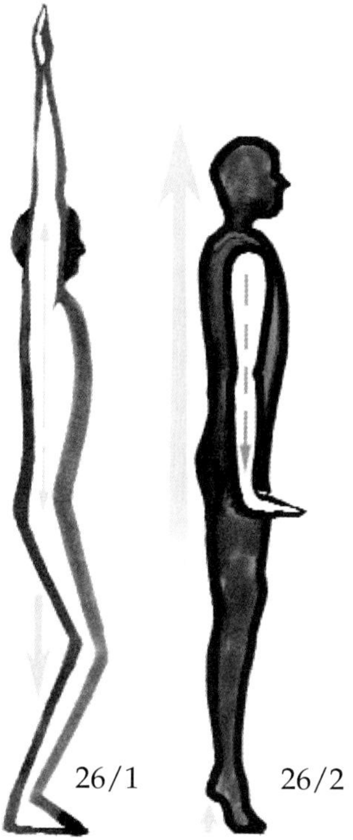

»Rücken-Yang-Kraft«: dient zur Stabilisierung und bei Unentschlossenheit oder chaotischem Grundzustand zu Entschiedenheit.

(26/1) E-Yang mit gestrecktem (atmendem) Rücken: Arme (Schulterpartie) ziehen nach oben, Hüften drücken senkrecht nach unten (langer Rücken).

(26/2) A-Yang: Mit »geballter Kraft« (»hmm …«) die Handballen nach unten drücken und den Körper nach oben stemmen, wobei ein fester Stand auf den Fußballen entsteht; die Schultern ziehen nach unten, während das Becken sich hebt (kurzer Rücken).

Auch in der Öffentlichkeit oder in Vorbereitung auf eine menschliche Begegnung kann diese Übung ohne Aktion der Arme, nur mit Hilfe der Atmung und körperlicher Vorstellungskraft als Hilfe dienen. Hier übernehmen die ganzen Fußsohlen den Druck nach unten. Statt sich auf die Fußballen zu stellen, bleiben die Sohlen dicht am Boden. Weiteratmen mit E-Yang und A-Yang. Dadurch entsteht ein Zustand, der direkte und entschiedene Bewegungen und Handlungen ermöglicht.

27. Gelöst-Übung (halbe Minute)

Schwebende Yin-Kraft strömt »aus der Erde«: erreicht Flexibilität und Gelöstheit bei Ungeduld und Gewaltbereitschaft.

Die Atmung erfolgt ohne Kraftanstrengung, »es atmet« gleichsam ohne Gewicht. E-Yin: Während bei der Atmung Yin-Energie von unten her einströmt, heben sich die Arme ohne Aktion in die Höhe, der Körper wird dadurch sanft angehoben, wobei sich die Fersen leicht vom Boden lösen (selbst wenn nun ein Fuß abhebt, kann der Körper im Schwebezustand bleiben). A-Yin: Es folgt ein leises In-sich-Loslassen, alles senkt sich wieder auf den Boden.

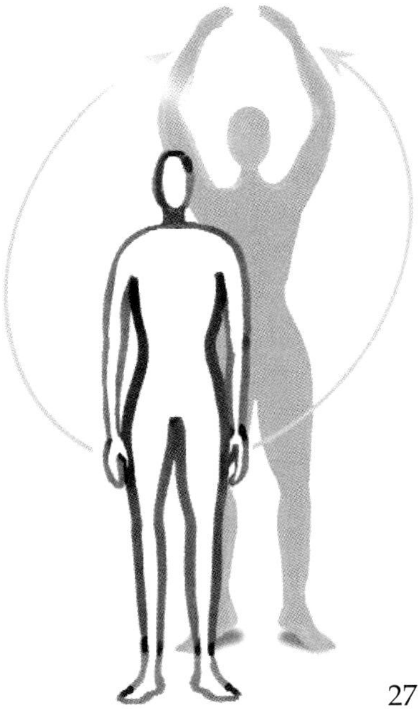

27

In Situationen des praktischen Lebens kann diese Übung in ihrer Grundlage, einfach ein- und auszuatmen, eine große Hilfe sein. Der seelische Zustand erlaubt nun ein gelöstes Auf-die-Welt-Zugehen.

28. Test der Mitte – Atemkreis (eine Minute)

(Siehe auch Übungen 3 bis 6 auf den Seiten 18-27 in meinem Buch »Atemübungen – Wege in die Bewegung«.) Alle Teile dieser Übung werden durch eine bewusste Armführung begleitet. Die Atembalance kommt jeweils von alleine zustande, das heißt passiv, hat aber durchaus Yang-Qualität im Gegensatz zur vorhergehenden Übung, bei der sich der Körper leicht wie eine Feder hebt, weil die gesamte Atemeinheit Yin ist.

(28/1) Hier ist der vorbereitende Teil des A schon Yang, das Standbein wird jeweils angebeugt, während beide Arme nach unten ziehen. Obwohl die Arme mit E-Yin nach oben geführt werden, wo sich die Fingerspitzen zart berühren, wird der Körper doch mit Kraft von Yang jeweils in die Balance gehoben, wobei die Ferse leicht abhebt (28/2, 28/3 und 28/4).

Es sind deutlich drei Atemkreise zu unterscheiden: ein kleiner vorne, ein etwas größerer in die Breite und ein dritter, der oben bis nach hinten reicht. Dabei ergeben sich verschiedene Schwerpunkte in der Balance: der vordere Kreis, mit gesenktem Blick, wird hauptsächlich vom Yin bestimmt mit einem Anteil von Yang und hat die Balance im Tan-tiän, gestützt auf Hui-yin. Der etwas größere, seitlich in die Breite weisende Atemkreis, mit offenem Blick, wird gleichermaßen von Yin und Yang bestimmt und hat die Balance im Tan-chung, gestützt auf Hui-yin und Tan-tiän. Er endet wieder vorne unten. Der größte Kreis, der von vorne unten über die direkte Seite bis nach oben hinten reicht, mit weit nach oben geöffnetem Blick, wird hauptsächlich von Yang bestimmt mit einem Anteil von Yin und vollendet im Ch'üeh-p'en die Balance. Sie wird vom Hui-yin aus durch Tan-tiän und Tan-chung unterstützt. Der geöffnete Atemkreis kommt auf dem Rückweg wieder über die direkte Breite vorne unten an.

(Im Vergleich zu meinen Aufzeichnungen von 1993 hat sich hier eine leichte Änderung vollzogen. Seit ich mehr Erfahrung mit den Chakren habe, ging mir auf, wie sehr die Quellen der Kraft tatsächlich aufeinander aufbauen, immer gestützt von dem, was aus den Wurzeln der Erde kommt. – Das gleiche Prinzip findet sich immer wieder. Siehe auch die Morgenübungen 45, 46, 48, 50.)

28/1 28/2 28/3 28/4

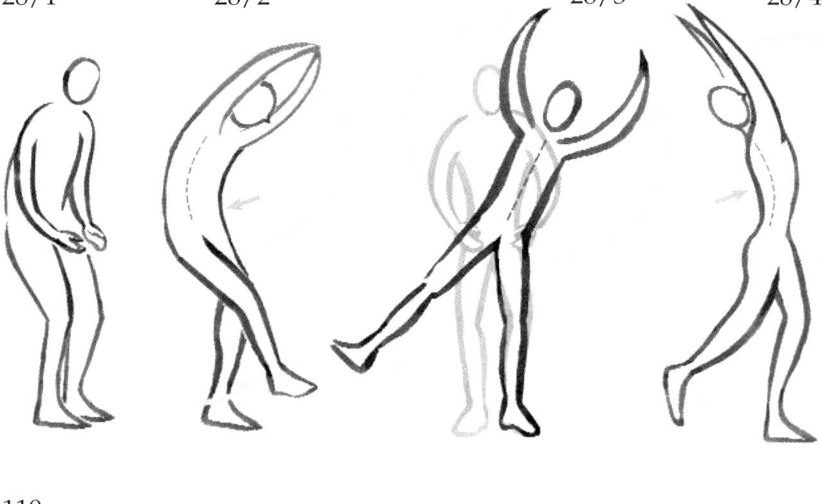

29. Kniebeugen (eine Minute)

Kräftigung der Oberschenkel und Füße. E-Yang und A-Yang.

(29/1) Fersen stehen beieinander, Füße leicht auswärts gestellt. Arme öffnen sich über vorne zur Seite (E-Yang aus breitem Rücken); A-Yin zu A-Yang: (bei senkrechter Haltung) noch A-Yin (loslassend) die Arme senken; während sich die Beine komplett beugen, verwandelt sich das A-Yin zum A-Yang. Die Fersen lösen sich so spät wie möglich vom Boden und überlassen schließlich das Gewicht den Fußballen (Sitz auf den Fersen). Nun mit »geballter Kraft« (gesteigertes A-Yang »hmm ...«) wieder aufstehen: zuerst die Fersen nach unten drücken, wobei sich die Arme vor dem Körper wieder zur Seite öffnen. Mit E-Yin werden die Arme nach oben geführt, dabei wird der Körper leicht in die Höhe gehoben. Danach landen die Arme mit A-Yin wieder in der Ausgangsposition. Wieder für die nächste Beuge mit E-Yang Kraft schöpfen vier Mal oder beliebig oft).

(29/2) Die Füße genau hüftbreit parallel auf den Boden stellen, die Arme zeigen nach vorne. Die Übung beginnt wieder mit einem breiten E-Yang im Rücken zum Kraftschöpfen. Kniebeugen, auf den Fußballen bleiben und möglichst die senkrechte Haltung beibehalten, abwärts A-Yang, aufwärts E–Yang. (Fünf Mal oder beliebig oft)

(Siehe auch Übung 14 »Test von Balance und Kraft« in meinem Buch »Atemübungen – Wege in die Bewegung«, S. 43f.)

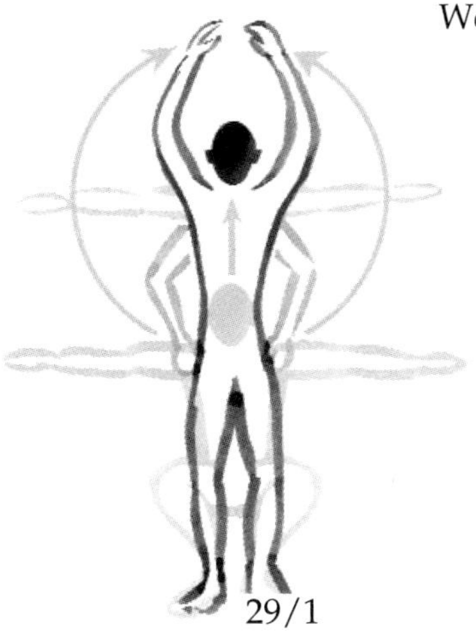

29/1

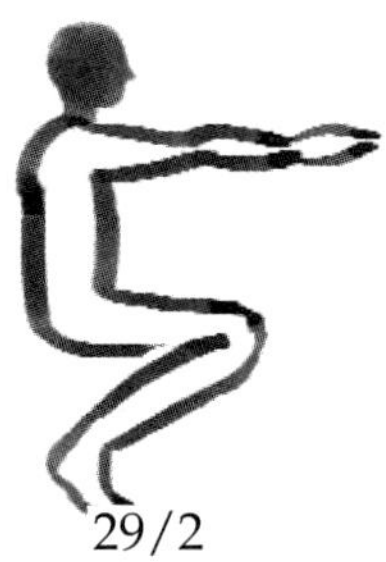

29/2

30. Rückenbogen (halbe Minute)

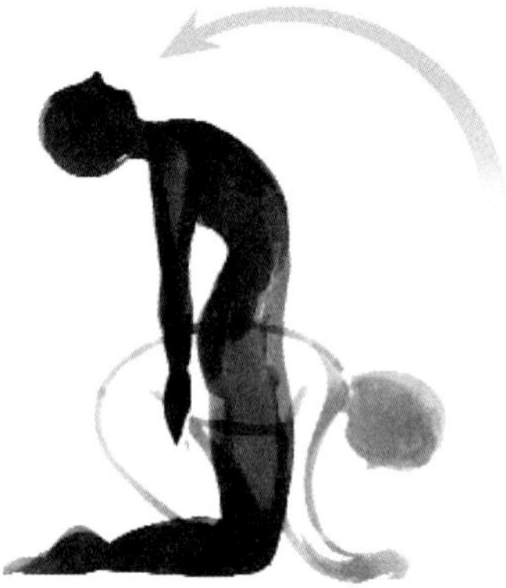

Im Knien: Knie hüftbreit aufsetzen, bei aufgerichtetem Oberkörper hängen die Arme entspannt herab. Abwechselnd den Oberkörper weit nach hinten beugen und danach den Rücken weit nach vorne runden.

a: E-Yang nach oben-hinten, A-Yin nach unten vorn (Vorschlag: fünf Mal).

b: E-Yang nach unten vorn (runder Rücken atmet ein), A-Yang nach oben hinten (Vorschlag: vier Mal).

31. Rückenbeugung und Dehnung (halbe Minute)

Auf beiden Knien, der Oberkörper ist mit langen Armen weit nach vorne auf den Boden gestreckt (E und A), Rücken und Schulterblatt dehnen.

(31/1) Hände direkt unter den Schultern aufstellen, sodass Arme und Oberschenkel parallel zueinander stehen (wie ein Tisch mit vier Beinen). Abwechseln zwischen Rücken rund und Rücken Hohlkreuz, zuerst E und A, dann A und E (Vorschlag fünf und vier Mal). Aus derselben Stellung die Wirbelsäule seitlich zusammenziehen beziehungsweise dehnen, ebenfalls zwischen E und A wechseln (Vorschlag drei Mal).

Gegenarm und -bein seitlich anheben; mit A nach beiden Seiten hin ausführen. Gegenarm und -bein längs ausgestreckt in die Ferse hinein dehnen; mit E beidseitig ausführen.

(31/2) Zurücksetzen auf die Unterschenkel, Oberkörper mit langen Armen weit nach vorn auf den Boden strecken (E + A Rücken und Schulterblatt dehnen, ebenso werden die Knie gedehnt).

(31/3) Arme neben die Unterschenkel legen und eine Weile so liegen bleiben (loslassen mit A-Yin).

(31/4) Der Oberkörper richtet sich gerade auf, guter Sitz auf den flachen Füßen (dabei ruhen die Fußrücken am Boden) bei gedehnten Knien. Arme seitlich ausstrecken. Den Kopf bei langem Nacken nach

31/1

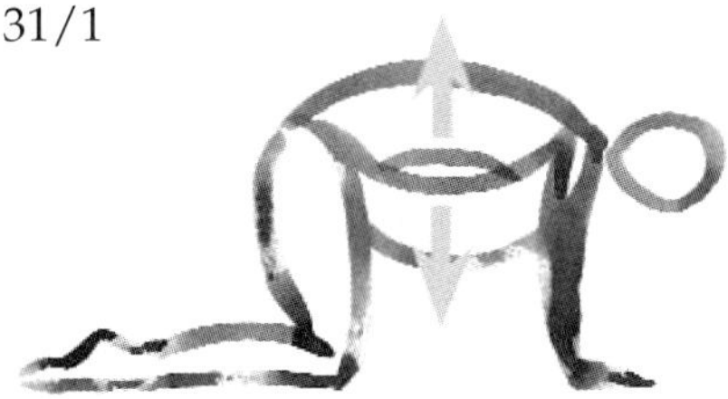

31/2

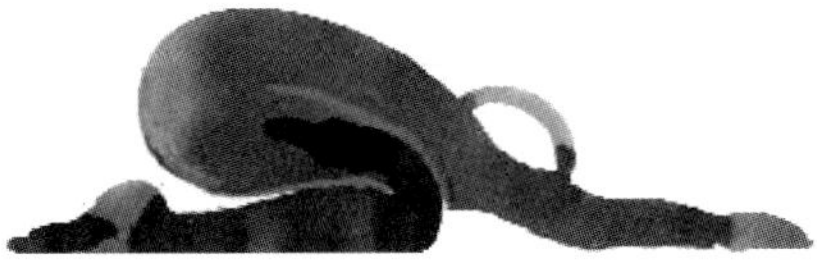

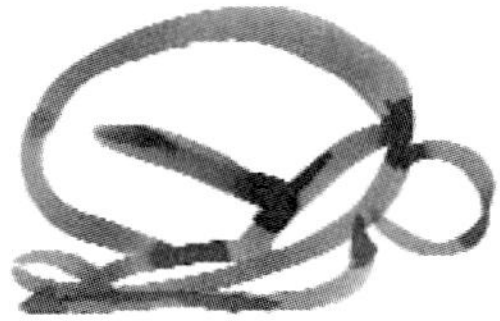

31/3

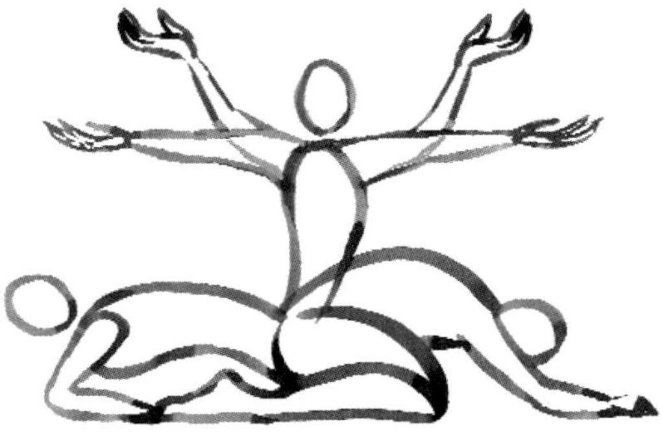

31/4

rechts und links wenden. Dann (31/5) die Arme abwechselnd hinter dem Rücken verschränken, mit dem Ziel, dass die Hände sich berühren: eine Hand kommt von unten, die andere von oben. Abschließend kippt der gestreckte Oberkörper so weit als möglich in die Schräge rückwärts; hinten mit den Händen aufstützen (wieder Dehnung der Knie).

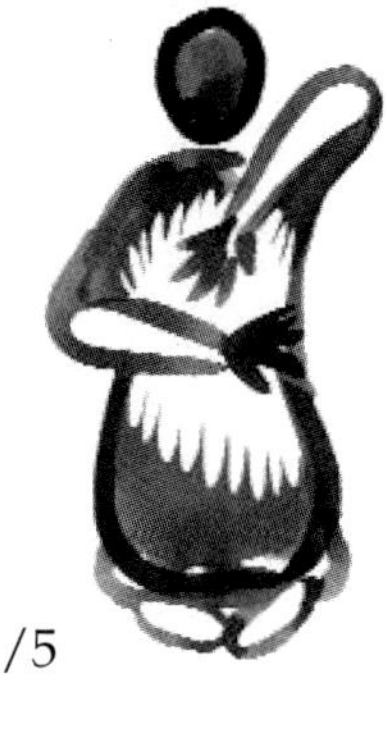

31/5

32. Großer Schwingboden (eine Minute)

Durchblutung des gesamten Körpers

(32/1) Auf Händen nach vorn krabbeln, Fersen hinten aufstellen, Arme, Rücken und Beine strecken, sodass der Po oben einen rechten Winkel bildet, dabei wird die Achillesferse gedehnt; danach biegt sich der Rücken nach unten durch, der Kopf zieht stark nach hinten. Wechsel von E – A und A – E. (Vorschlag: je fünf und vier Mal oder beliebig oft).

(32/2) Die Hände sind aufgestützt, jeweils zieht sich ein Knie unter den Bauch. Hier können Liegestützen eingebaut werden, wenn genügend Kraft in den Armen vorhanden ist. Immer aufstemmend A-Yang, senkend E-Yang.

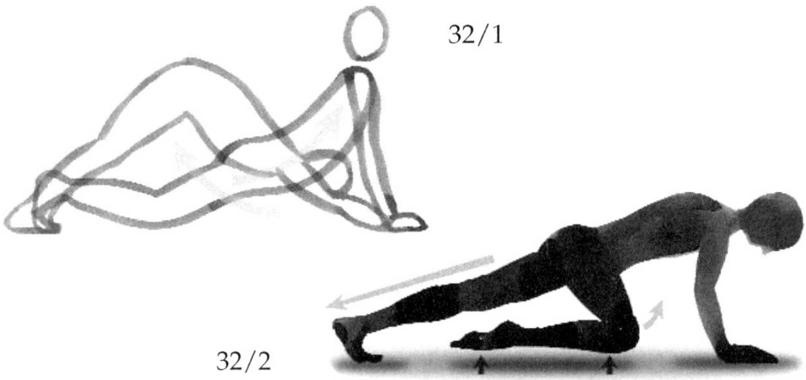

32/1

32/2

33. Entschluss – Gelöst (halbe Minute)

Wiederholung der Übungen 25 (Yang) und 26 (Yin) zur Festigung und Bestätigung der Vertikalen.

34. Geöffnetes Gelöstsein (halbe Minute)

Yin: Von der Mitte aus ein rundes Auswärts: zuerst rechts, später links.

(34/1) Von der Hüfte aus den rechten Fuß am Boden entlang so weit wie möglich nach hinten setzen, der Unterkörper wird dabei ab der Taille weit nach außen geschraubt. Gleichzeitig schraubt sich der

Oberkörper weit in die entgegengesetzte Richtung, der rechte Arm zeigt mit der Hand fast nach links.

(34/2) Der Fuß zeichnet am Boden einen Halbkreis nach vorne. Auf halbem Wege ist die Wirbelsäule wieder einfach aufgerichtet – das Bein zeigt seitlich, und die ausgestreckte Hand befindet sich über dem Kopf auf dem Weg nach hinten. Ober- und Unterkörper sind aufrecht.

(34/3) Während der aufgerichtete Arm nun den Oberkörper weit in die Öffnung nach rechts zieht, führt der Fuß den Kreis weit nach vorne, sodass Bein und Arm eine von der Mitte her geöffnete schräge Diagonale ergeben. Die Wirbelsäule verschraubt sich wieder so weit wie möglich in die jeweilige Öffnung hinein.

(Bei allen Positionen sind Hand und Fuß gegenläufig: die Hand zieht von unten vorne links über die Mitte oben nach oben hinten rechts; der Fuß von unten hinten rechts – geöffnet – direkt über die Seite nach unten vorne links.)

Atmung: In allen Positionen ganz gelöst atmen.

34/1 34/2 34/3

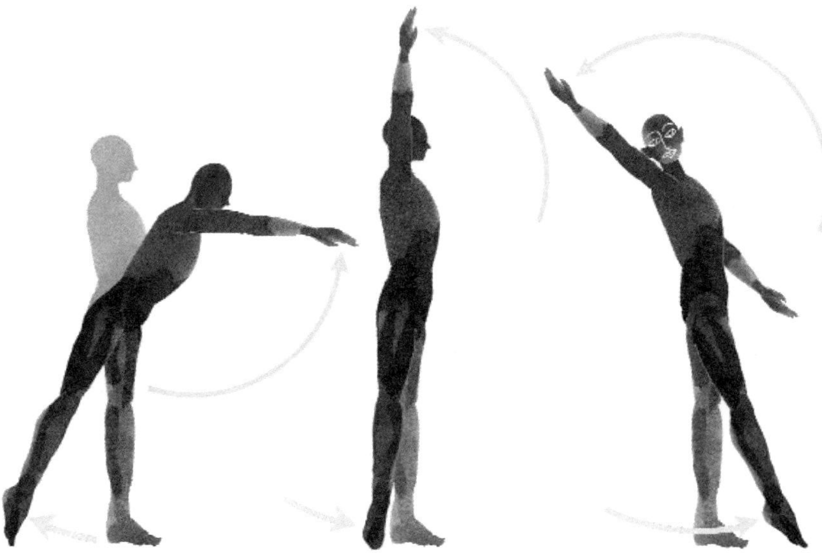

35. Geschlossene Kraft (halbe Minute)

Yang: von der Mitte her ein rundes Auswärts (Umkehrung von Übung 34)

(35/1) Kraftsammeln (E-Yang) vom Boden in die Mitte des Körpers. Dabei beugen sich beide Beine leicht an, die Kraft sammelt sich mit flex im rechten Fuß, der (A-Yang) kräftig nach vorne geschoben wird; die geballte Kraft sammelt sich in der Ferse. Das Standbein bleibt angebeugt, während das Aktionsbein im Knie gestreckt wird. Der Arm führt gegenläufig nach hinten, mit geballter Kraft im rechten Handballen.

(35/2) (das Standbein bleibt während der gesamten Übung gebeugt) Während das gestreckte Bein mit flex–Ferse zur Seite führt (E-Yang), steht der leicht gebeugte Arm mit der Kraft im Handballen leicht erhöht seitlich.

(35/3) Nun führt das gestreckte Bein mit flex-Ferse nach hinten (A-Yang), der leicht gebeugte Arm mit Kraft im Handballen öffnet die Schulter nach rechts vorne.

Die gleiche Übung kann auch umgekehrt von hinten nach vorne erfolgen. Bei jedem Wechsel (E-Yin) strecken sich von unten her beide Beine, während sich die Kraft in der Mitte des Rückens erneuert.

35/1 35/2 35/3

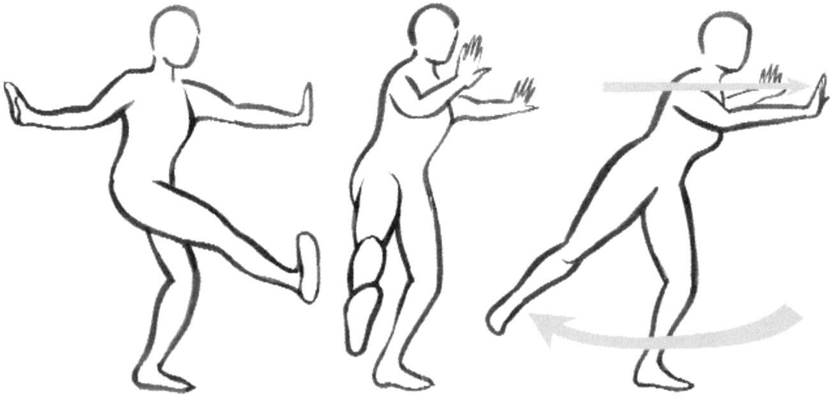

36. Développé (halbe Minute)

36

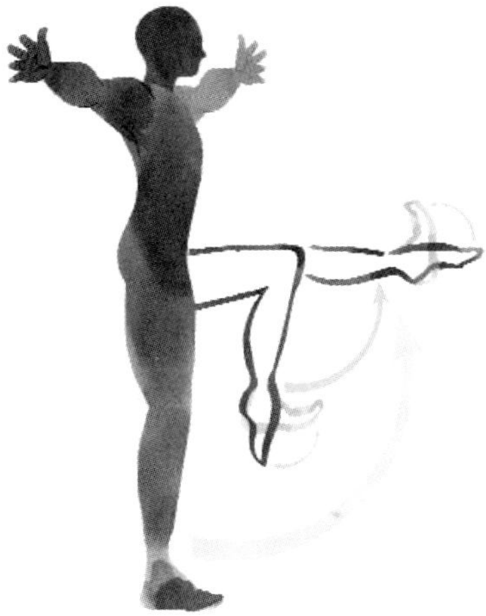

Développé aus dem fondu, das heißt aus dem demi-plié heraus ein Bein strecken und halten.

Stand mit geschlossenen Beinen, Füße leicht auswärts geöffnet, Arme seitlich geöffnet. Mit A-Yang Knie leicht beugen, dabei bleiben beide Fersen am Boden. Mit E-Yang einen Oberschenkel so hoch wie möglich heben, dann folgt der Unterschenkel bis zur Streckung des Beins. (Dabei wird das Standbein gestreckt. Bei ausreichender Balance kann der Körper sogar langsam bis auf die Zehenspitze steigen – élevé.) Danach sofort auf langes A-Yang wechseln: Die Höhe wird einen Moment lang gehalten, das Bein kommt langsam gestreckt nach unten in die plié-Ausgangsstellung mit leicht angebeugten Knien. Wechsel der Richtung: vorne, seitlich, hinten, seitlich. Armführung variabel: entweder die Arme zum Halten des Gleichgewichts an der Seite lassen, oder in beliebige Gegenpositionen bringen.

37. Battement (halbe Minute)

37

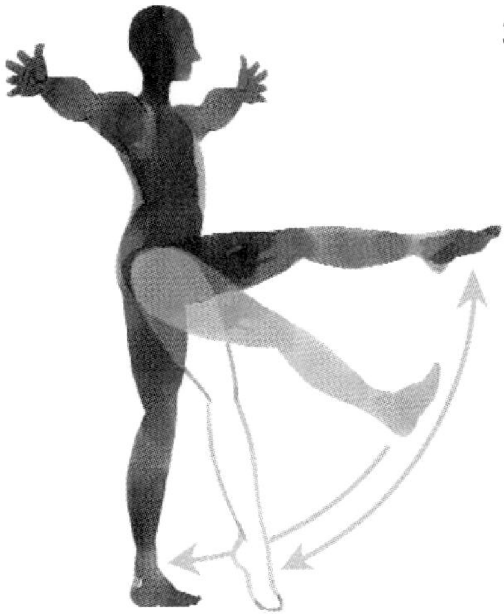

Tendu-Battement zur Stärkung von Bein, Bauch- und Rückenmuskulatur.

Stand mit geschlossenen Beinen, Füße leicht geöffnet. Mit E-Yang ein Bein gestreckt weit nach oben heben, mit A-Yang halten und langsam mit der Fußspitze auf den Boden senken. Ohne das A-Yang zu verlassen, wird das Bein nochmals angehoben, wobei die

Ferse die Kraft übernimmt, bevor es zurück in den Stand kommt. Richtungen: vorne, seitlich, hinten, seitlich (also kurzes E-Yang und langes A-Yang). Die Position der Arme ist wieder frei wählbar: entweder an der Seite halten oder je nach Wunsch in Gegenpositionen bringen (wie in Übung 36).

38. Flinkes Knie (halbe Minute)

Stärkung der seitlichen Rumpfmuskulatur

Stand mit geschlossenen Beinen, Füße leicht geöffnet, Hände auf den Hüften. Mit A-Yang stößt sich der abrollende Fuß vom Boden ab, Oberschenkel geht seitlich möglichst schnell mit spitzem Knie in die Höhe; mit E-Yang schließt der Fuß den Stand abwechselnd einmal vorne, einmal hinten. Beliebig oft wiederholen, auch mit umgekehrter Atmung

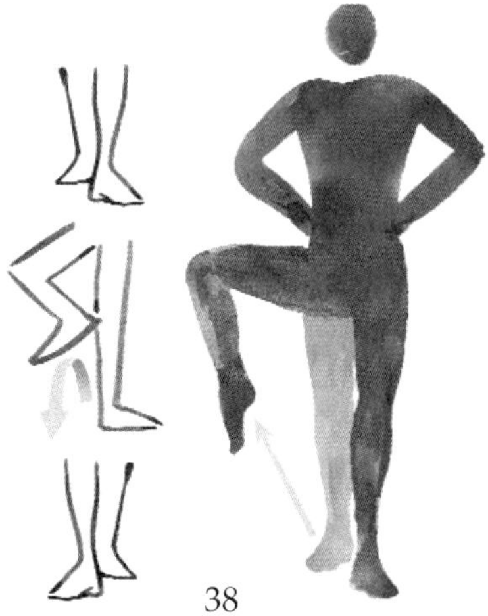
38

39. Flinker Fuß oder frappé (halbe Minute)

Stärkung der Fußgelenke

Guter Stand auf einem Bein, die seitlich gestreckten Arme halten das Gleichgewicht, wobei die Hände aufgestellt sind. Die angewinkelte Ferse des freien Beins befindet sich am Knöchel des Standbeins (E) (39/1) und wird mit A kräftig abgestoßen zur Streckung des Beines (Fuß) (39/2). Richtungen: vorne, seitlich, hinten, seitlich. Erste Variante: das angewinkelte Bein wechselt in Knöchelhöhe schnell (E) vorne – hinten – vorne – hinten, ehe es zum gestreckten Stoß (A)

39/1
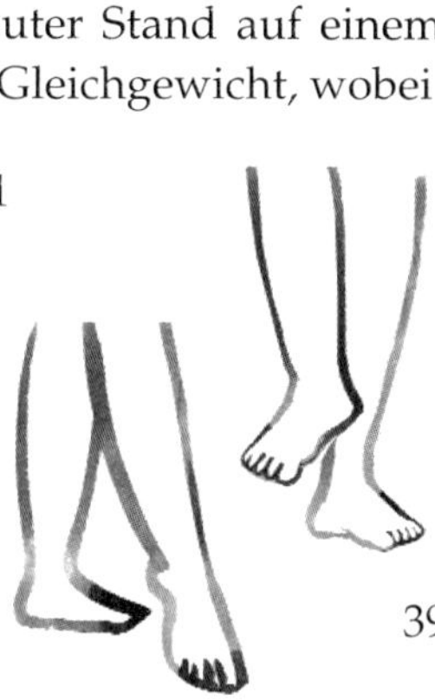
39/2

ansetzt. Abwechselnd korrekt langsam und schnell ausführen. Zweite Variante: Der Fuß wechselt mit maximaler Geschwindigkeit vom Angewinkelten zum Gestreckten; Richtungen: vorne, seitlich.

40. Atmender Fuß (halbe Minute)

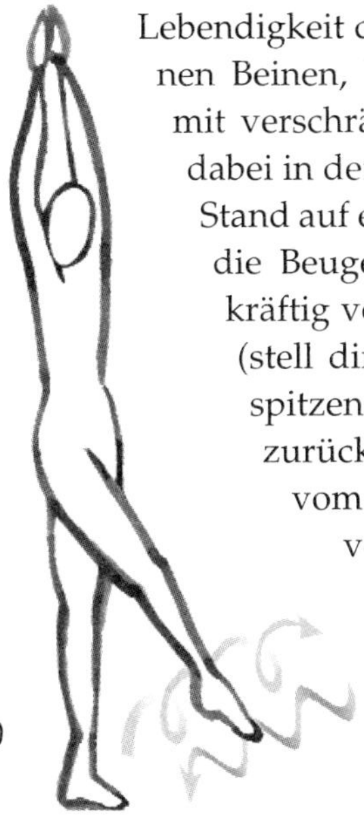

40

Lebendigkeit des »atmenden« Fußes: Stand mit geschlossenen Beinen, Füße leicht geöffnet. Die gestreckten Arme mit verschränkten Händen weit nach oben ziehen und dabei in der Taille strecken (E-Yang und A-Yang). Dann Stand auf einem Bein. Mit E geht das Standbein leicht in die Beuge, während sich der Fuß des freien Beines kräftig von der Ferse her dreht und nach vorne tastet (stell dir vor, das freie Bein könne mit den Zehenspitzen atmen und schnuppern). Mit A in den Stand zurückkommen, wobei der Fuß mehrmals kräftig vom Mittelfuß her abgerollt wird. Richtungen: vorne, seitlich, hinten, seitlich.

41. Freier Schwung (halbe Minute)

Befreiung des Brustbeins

Stand mit hüftbreit parallel gestellten Füßen. Die Arme schwingen frei am Körper. Mit E-Yang schwingen beide Arme über vorne nach oben und weiter nach weit hinten (dabei die Arme ganz locker lassen); mit A-Yang schwingen die Arme den gleichen Weg zurück: von hinten über oben nach unten vorne. Beliebig oft wiederholen.

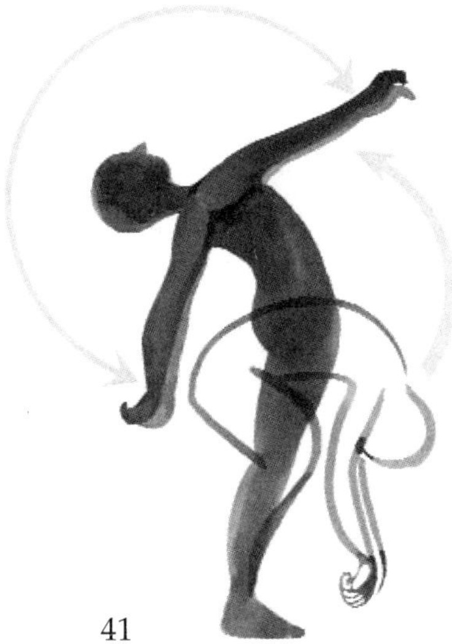

41

42. Rücken und Vogelflügel (halbe Minute)

Dehnung und Stärkung des Schulter- und Brustbeinbereichs (im Anschluss an Übung 41).

(42/1) Wenn die Arme nach vorne unten ausschwingen, Arme weiterführen, Hände hinten fassen, in die Höhe ziehen und dehnen. Dabei ist der Oberkörper eng an die gestreckten Beine gepresst, die Schultern werden so weit wie möglich nach (hinten) oben gezogen, wobei sich das Brustbein weitet und »das Herz öffnet«.

(42/2) Knie leicht beugen, dabei die Hände lösen und nach vorne führen, sodass die Arme waagerecht den nun nach vorne gestreckten Rücken verlängern (A).

(42/3) Mit E die Arme in dieser waagerechten Höhe einige Male nach weit hinten (neben den Rumpf) und wieder nach vorne führen (A).

(43/4) Mit E die Beine strecken und sowohl die Arme als auch den gestreckten Rücken schräg zum Boden senken. Die Beine bleiben gestreckt, dann kommen die Arme und der gestreckte Rücken wieder nach vorne in die Waagerechte (A).

(42/5) Nun wird abwechselnd der rechte und der linke Arm weit nach hinten geführt (E) und zieht dabei den gesamten gestreckten Rumpf waagerecht ein Mal nach rechts und ein Mal nach links (mit A jeweils zurück). Von der Mitte her langsam den Rumpf aufrichten (einfache erholende Atmung).

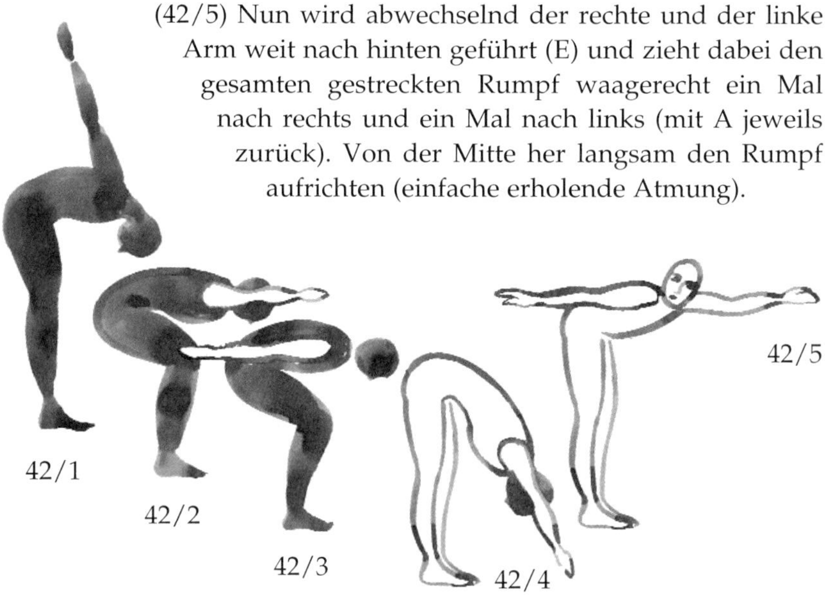

42/1 42/2 42/3 42/4 42/5

43. Seitlicher Balancetest (halbe Minute)

Balance der Mitte (Zusammenfassung und Fortsetzung der Übungen 10, 11 und 12 aus meinem Buch »Atemübungen – Wege in die Bewegung«):

Stand hüftbreit mit parallel gestellten Füßen. Die Arme hängen herab.

(43/1) Mit A – (»hmm …« in Richtung Erde) leichte Kniebeuge, dann mit E-Yang von der Mitte des Körpers aus seitlich in die Diagonale dehnen bis in die Finger- und Zehenspitzen hinein. Mit A-Yin wieder zurückkehren in die leichte Kniebeuge. (Diese Vorübung nach beiden Seiten ausführen.) Bei der Dehnung in die Diagonale mit E-Yang ist nun besonders zu beachten: im Rücken, der sich ja ebenfalls dehnt (E), sammelt sich Energie (was ich auch »breite Rückenatmung« nenne). Von da aus (A-Yang) strömt direkt geballte Kraft bis in die Ferse und in die Handballen dieser Diagonale.
Dabei beugt sich das Standbein mit A-Yang leicht an und drückt gegen den Boden. Die Balance im Tantiän-bereich ist deutlich zu spüren und kann gehalten werden.

(43/2) Danach dehnt sich mit E-Yang der Körper wieder von der Mitte aus in die Weite, wobei sich auch das Standbein nochmals streckt. Mit A-Yang werden sowohl das Bein als auch der Oberkörper losgelassen, sodass sie einfach herabhängen. Die Balance (Tan-tiän) liegt dabei direkt über dem Standbein, das den gesamten Körper auffängt. (Hier hat A-Yang nicht die aktive zielgerichtete Kraft von »hmm …«, sondern ziellos das absolut Loslassende, wobei Schwerkraft und Gewicht gespürt werden.)

43/1

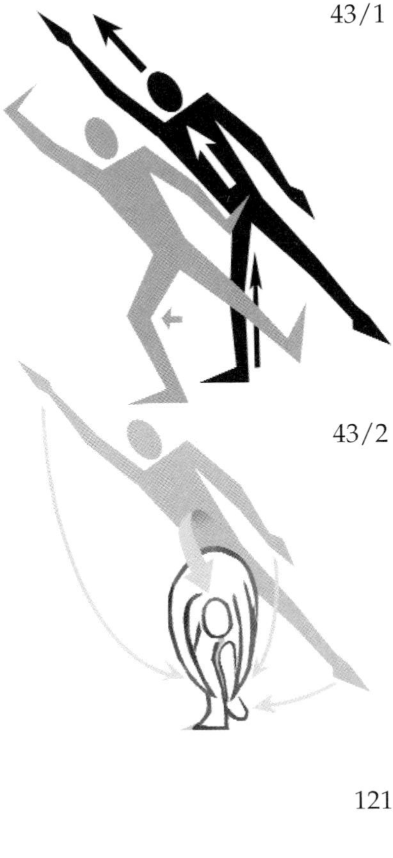

43/2

44. Flache Reifen – geöffneter Raum (eine Minute)

Öffnung in die Weite und Lockerung des Brustbeinbereichs auf festem Stand

(44/1) Die Beine stehen relativ weit auseinander und sind gebeugt. Der Beckenboden ist leicht nach vorne gekippt, wobei der unterste Teil der Wirbelsäule leicht gedehnt ist. Es entsteht eine stabile Verbindung zum Boden. Mit Gewichtsverlagerung nach links schwingt der rechte Arm (A-Yang) vor dem Körper weit seitlich nach links in die Diagonale; dort schwingt der Arm weiter (E-Yang) in einem großen Bogen über oben weit nach rechts in die Diagonale; gleichzeitig wird auch das Gewicht nach rechts verlagert. Es folgt nun sofort der linke Arm, der nach rechts schwingt (A-Yang) und sich über oben wieder weit nach links schwingt (E-Yang). Das Gewicht wird nun jedesmal während der Einatmung und Öffnung in die andere Richtung verlagert. Also wird der Schwung immer A-Yang vor dem Körper und E-Yang über dem Körper ausgeführt. Der große Yang-Armkreis befindet sich wie ein aufgerichteter Reif direkt vor dem Körper (Diese Übung drei Mal oder beliebig oft wiederholen, um eine tiefe ausgewogene Atmung zu aktivieren.)

(44/2) Während dieses Teils der Übung bleibt das Becken gut in der Mitte sitzen. Die Atmung wandelt sich in Yin. Der rechte Arm schwingt nun über vorne nach links (A-Yin), dann nach hinten in die

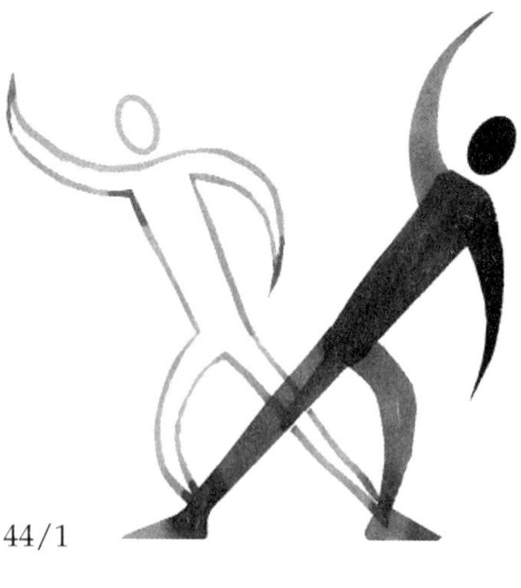

44/1

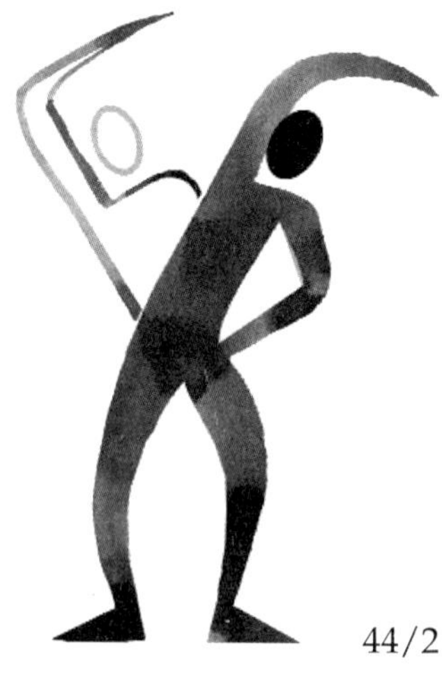

44/2

rechte Öffnung (E-Yin). Danach übernimmt der linke Arm die gleiche Bewegung in die andere Richtung. Auf diese Weise wird über der beweglichen Mitte der Bereich des Brustbeins (Herz) sanft geöffnet, denn Nacken und Schulterblatt bleiben möglichst flexibel und sind in diesen leichten Armschwung einbezogen. Der kleine Yin-Armkreis befindet sich wie ein flacher Reif direkt über dem Körper. (Diese Übung kann beliebig oft wiederholt werden, auch kann die Übung mit einem Wechsel der Teile 1 und 2 durchgeführt werden.) Danach Füße wieder schließen und entspannt atmen.

Anmerkung zu einer Umkehrung: Wird dieser letzte Teil der Übung (44/2) von der Atmung und zusätzlich von der Bewegung her umgekehrt, so dass zuerst das E-Yin (über hinten öffnend) und danach das A folgt, kann das A-Yin sich allmählich zum befreienden Yang verstärken und gewissermaßen letzte Reste von Belastung hinwegschicken und anschließend seitlich abwärts zur Erde abführen; eine Bereitschaft für die nächste Übung der Begrüßung ist damit geschaffen. Es empfiehlt sich, hier wie in manch anderer Übung, mit den Möglichkeiten von Umkehrung zu spielen.

45. Begrüßung der Welt (zwei Minuten)

(Weiterentwicklung der Übungen 15, 16 und 17 aus meinem Buch »Atemübungen – Wege in die Bewegung«)

Hier werden immer sogleich beide Seiten geübt, erst auf dem einen Bein, dann auf dem anderen. Die Hände spielen eine wesentliche Rolle: sie begleiten gewissermaßen die Atmung.

(So wie wir im Sprechen unbewusst mit den Händen jeweils das Gemeinte ausdrücken und begleiten, sind unsere Hände gewissermaßen Träger unseres Ausdrucks. Nicht nur äußere Handlungen werden mit den Händen bewältigt, auch in Verhandlungen sind Hände nicht unwichtig; mit der Hand kann ich das Wesen von Gegenständen und Lebewesen fühlen, Wärme und Kälte ermitteln. Und die Hand kann durch Berührung den Zustand eigener Körperregionen »ermitteln«, das heißt spüren und versuchen zu verstehen.

Aber Hände können auch direkt Energie »vermitteln«. In dieser Übung folgen die Hände der Richtung der Atmung, dem Atemfluss. Die entstehende Energie wird von den Händen sowohl gefühlt, beherbergt und gehalten, als auch – nach einer Art Übergangsstation –

weitergeleitet. Energie kann sowohl in der Hand gehalten werden als auch durch sie hindurchfließen. Und da mit der Atmung unsere Befindlichkeiten und Emotionen nicht außer Acht gelassen werden können, Atmen nicht nur eine Funktion ist, wird immer ein Teil der Erkenntnis mit der Beachtung der Atmung verbunden sein. Begriffe wie Erfassen oder Begreifen sind sicherlich nicht nur Funktionen der Hand. Auch der »Begriff« ist in diesem Zusammenhang zu verstehen. Dies als Einleitung für die nun folgende Übung.)

Die Füße stehen parallel, die Arme sind entspannt. Einfaches Atmen, Yin-Energie strömt aus der Erde durch den Körper hindurch bis zum Scheitel und wieder zurück. Du bist geborgen in dieser Senkrechten mit der Berührung unten und oben.

(45/1, 45/2) Nun beginnen die Hände, die Atmung zu begleiten. Ausatmend gleiten die Hände nach unten. Während bei E die Energie einströmt, heben sich die Hände sanft und halten in Höhe der Körpermitte an, der Fuß des freien Beines ist vorne leicht angehoben; mit A-Yin strömt die Energie gleichzeitig abwärts zur Erde (Standbein), nach oben zum Scheitel, nun aber auch nach vorne sowohl in die vorschiebende Ferse als auch in beide Arme. Sie wird besonders in den Daumen, Zeigefingern und Mittelfingern gebündelt und gehalten. Mit E (E-Yin aus der Erde vereinigt mit E-Yang) sammelt sich Kraft im Rücken, und zwar hauptsächlich gebündelt und gespürt im Hui-yin; mit A-Yin wird nun der Vorbehalt in Fingern und

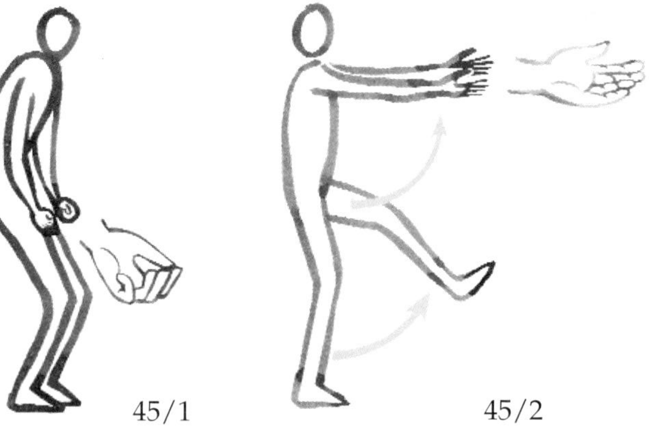

45/1 45/2

Füßen geöffnet und lässt die sanfte Energie ausströmen sowohl durch das Standbein und den Kopf in Erde und Himmel, als auch durch die Hände nach vorne (zum Unten – Oben ist nun ein Vorne dazugekommen). Danach lässt E-Yin alles wieder auf gleichem Wege in die Mitte und (A) zum Boden zurückfließen. Die Hände begleiten den gesamten Weg mit und weisen wieder zur Erde.

(45/3) Erweiterung in die Breite, das heißt auch in die seitlichen Richtungen: Während wieder Energie einströmt (E) und sich die Hände wieder bis vor die Mitte des Körpers anheben, wird ein Fuß seitlich leicht angehoben; mit A-Yin strömt die Energie nicht nur in Erde (Standbein) und Himmel (Scheitel), sondern in die rechte Ferse rechts seitlich, in die linke Hand links seitlich; die rechte Hand hält die Verbindung nach vorne. Die Kraft (E) sammelt sich im Rücken und zwar jetzt gebündelt und gespürt bis zum Tan-tiän; von dort aus fließt mit A-Yin die in den Händen und Füßen gespeicherte Energie in die breite Welt hinaus. Alles strömt mit E-Yin wieder in die Mitte zurück und (A) zum Boden. (Gewissermaßen ist nun die Breite des Rückens dazugekommen, getragen von der Kraft des Tan-tiän, so dass nicht nur die vordere Welt »begrüßt« wird, sondern auch die ganze Weite.)

(45/4) Erweiterung in das gesamte Umfeld. Wie zuvor strömt Energie in die Mitte des Körpers (E); diesmal wird der Fuß des freien Beines leicht nach hinten angehoben, etwa unterhalb des Steißbeins. Mit A

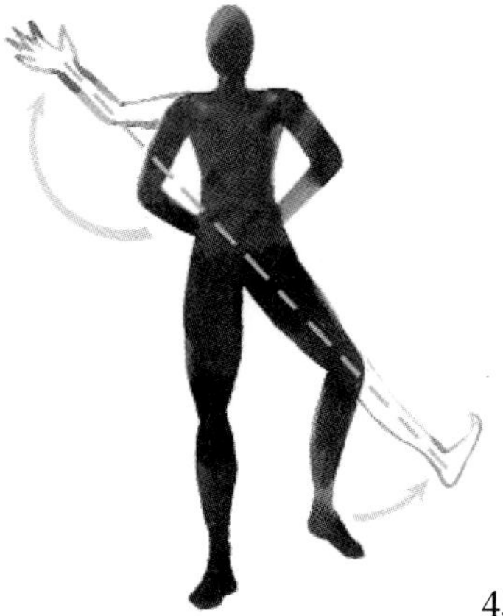

45/3

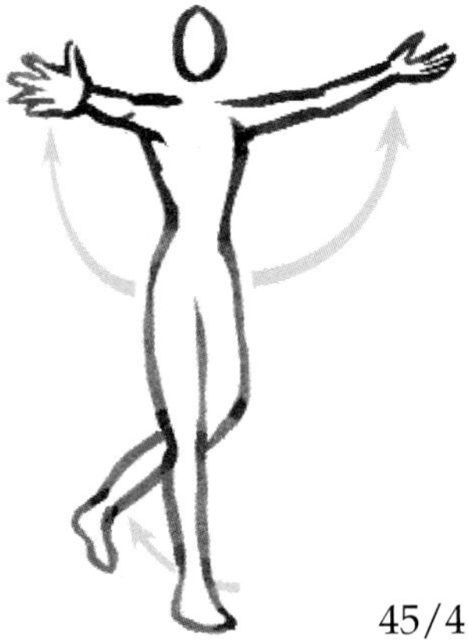

45/4

streckt sich das Bein mit der Ferse direkt nach hinten, die Hände führen in Schulterhöhe jeweils schräg vor den Körper (Hände und Fuß ergeben von oben gesehen das Bild eines gleichseitigen Dreiecks). Mit E (Kraftsammlung nun bis zum Tan-chung) ist deutlich die senkrecht aufgerichtete Achse des Körpers zu spüren, als mittlere Achse eines sie umgebenden Raumes. Mit A-Yin öffnen sich wieder die »Pforten«: Es strömt nach unten, oben und ringsherum, getragen von Tan-chung. Mit E-Yin fließt es sachte wieder in die Mitte des Körpers zurück und dann (A) zur Erde.

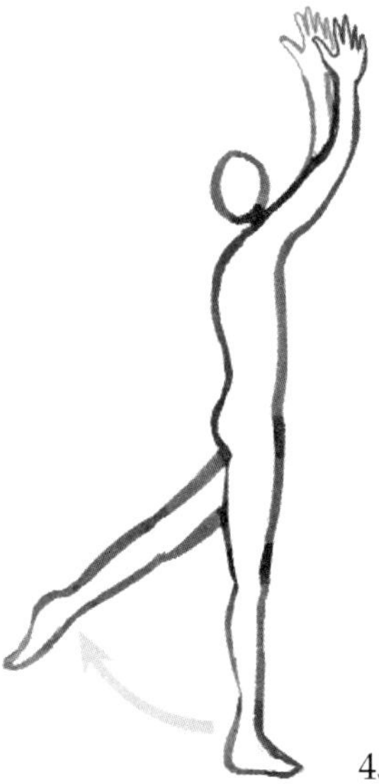

45/5

(45/5) Zur Krone der Öffnung wird »der Himmel begrüßt«: Anfangs verläuft die Übung ebenso wie im vorherigen Teil. Nachdem die Energie in die Mitte eingeströmt ist (E), öffnet sich von den unteren Rippen her die Wirbelsäule nach oben (sodass sie eine leichte Schräge ergibt). Mit A-Yin werden die Hände schräg nach oben geführt und damit auch das Brustbein göffnet. Die Ferse hinten unterstützt die Balance von der Mitte her. Mit E wird die Kraft des Rückens nun vollends vom Ch'üeh-p'en mitgetragen, voll unterstützt von Hui-yin, Tan-tiän und Tan-chung. Mit A-Yin strömt es wieder aus – alle Pforten öffnen sich – als »Begrüßung« auch in den Himmel. Sachte und allmählich fließt mit E-Yin die »sanfte Energie« wieder in die Mitte und zur Erde zurück. Die Kraft hat sich von unten her über die Chakren des Rumpfes vermehrt und aufgebaut (siehe auch Übungen 28, 46, 48 und 50). Es ist eine selbstverständliche Atmung entstanden (geöffnet und geerdet). Diese Kraft kann dankbar als zurückströmende Begrüßung angenommen werden – aus der Öffnung und Weite des Himmels (E) bis hinunter fließend zu den Wurzeln der Erde (A).

46. Balance auf einem Bein – oder Flamingo (eine Minute)

Eigentest für gute Mitte, Stand und Erdung: Stand auf einem Bein, der Fuß des freien Beines ist an das Knie des Standbeins angelegt, beide Arme werden nach oben angehoben (E), wobei sich die Fingerspitzen berühren. Gut und tief zur Erde und von der Erde her atmen, um den Stand (Standbein) zu halten. Die fünf Fingerspitzen bleiben beieinander. So wandern die Hände von oberhalb des Scheitels (Pai-hui) herab, bleiben kurz vor der Stirn (Yin-tang), der Kehle (Jen-ying), dem Brustbein (Ch'üeh-p'en), dem Sonnengeflecht (Tan-chung) stehen, wandern dann in Höhe des Tan-tiän und bleiben dort. Die Beine sind intensiv mit dem tiefsten Energiefeld (Hui-yin) verbunden. Nun dreht sich der Kopf langsam mit gestrecktem Nacken nach rechts und nach links und wieder nach vorne. Daraufhin wandert der Blick zuerst zur einen Seite, dann über oben zur anderen Seite, wieder zurück und abschließend nach vorne. Position von der Atmung und vom Mittelpunkt der Balance her überprüfen und gegebenenfalls korrigieren. Die Übung auf dem anderen Bein wiederholen.

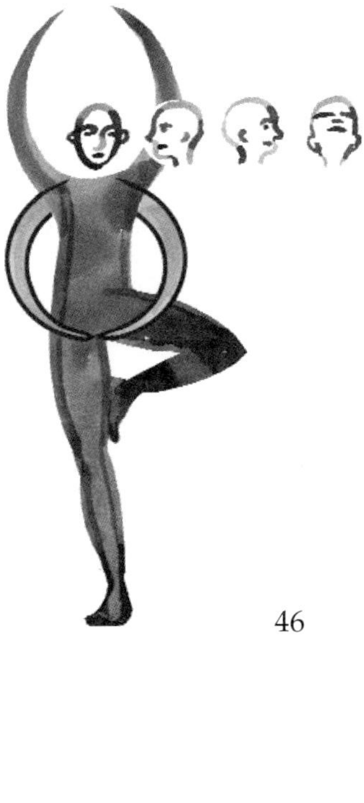

46

47. Leichte Mitte (halbe Minute)

(47/1) Aufrechter Stand, die Arme sind entspannt. Während das rechte Bein vor- und zurückschwingt, schwingen die Arme gegenläufig dazu, locker vor und zurück. E, wenn das Bein nach vorne schwingt, A, wenn das Bein nach hinten schwingt. Die Leichtigkeit verstärken durch leichtes Hüpfen. Auf beiden Seiten öfter wiederholen.

(47/2) Die Arme sind seitlich angehoben. Das rechte Bein schwingt seitlich, das heißt vor dem Körper nach links (A) und zur Seite geöffnet nach rechts (E). Mit dem linken Bein wiederholen.

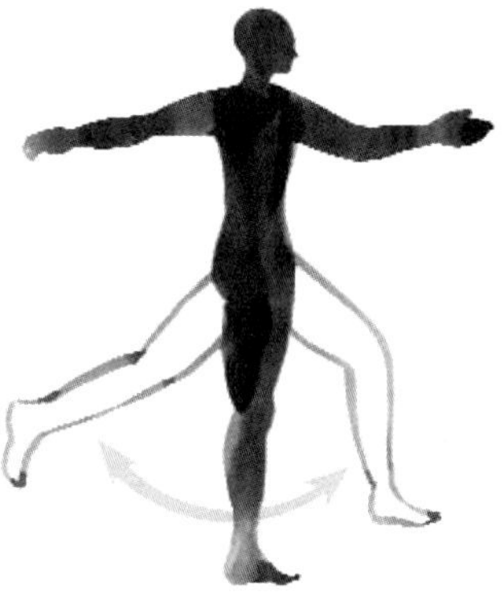

47/1

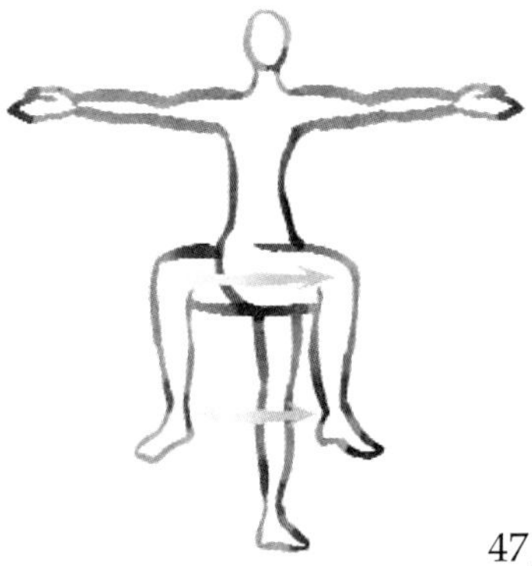

47/2

48. Kopfstand (zwei Minuten)

Entweder bilden die aufgestellten Hände und der Kopf ein Dreieck, oder beide Hände stützen den Kopf so ab, dass beide Ellbogen und der Kopf ein Dreieck bilden.

(48/1) Langsam in die Senkrechte gehen, dabei den Mittelpunkt des Körpers orten und von dort tief atmen. Mit E bis in die Zehenspitzen hinauf atmen und mit A zurückkommend in den Rumpf. Einundzwanzig Mal tief durchatmen (bei Bedarf weniger).

(48/2) Weiteratmen, bei A Beine langsam in Spagat gehen lassen, bei E in die Senkrechte zurückführen (oder/und umgekehrt E – A); vier Mal wiederholen. Weiteratmen, bei A langsam spreizen, bei E in die Senkrechte zurückführen (oder/und umgekehrt E – A); vier Mal wiederholen.

(48/3 und 48/4) Danach bei einfacher Atmung ganz langsam mit den Füßen zum Boden zurückkommen. Bei jedem Innehalten verlagert sich der Mittelpunkt ein wenig mehr gen Boden, beziehungsweise (innerhalb des Körpers aufwärts) vom Tan-tiän zum Sonnengeflecht und dann zum Herz – Brustbein, bis fast zum Nacken hin, sodass die Füße ganz langsam und leise zum Boden finden. Bei guter tiefer Durchatmung ist die Energie deutlich zu spüren. Während der weit ausgreifenden Bewegungen der Beine wird die Sicherheit des Kopfstands stark vom Hui-yin gehalten und gestützt, dann übernimmt Tan-tiän das volle Gleichgewicht, und beim weiteren Verlauf intensiviert sich die Energie über Tan-chung zu Ch'üeh-p'en und zum Jen-ying (jeweils im Chakra mit E-Yin Kraft sammeln).

In der kommenden Aufrichtung wird sich die Energiebahn öffnen (E – wieder von unten her) über Yin-tang bis zum Pai-hui: Zum Knien kommen, Oberkörper weit aufrichten und nach hinten beugen (E), tief nach vorne beugen (A). Zum Aufstehen einen Fuß aufstellen und, während der andere Fuß sich dazustellt, aufrichten (E), wobei beide Arme weit ausholend von unten über hinten nach oben führen (falls zum Kopfstand ein Kissen benutzt wurde, kann eine Hand dabei das kleine Kissen fassen und es oben an die andere Hand übergeben).

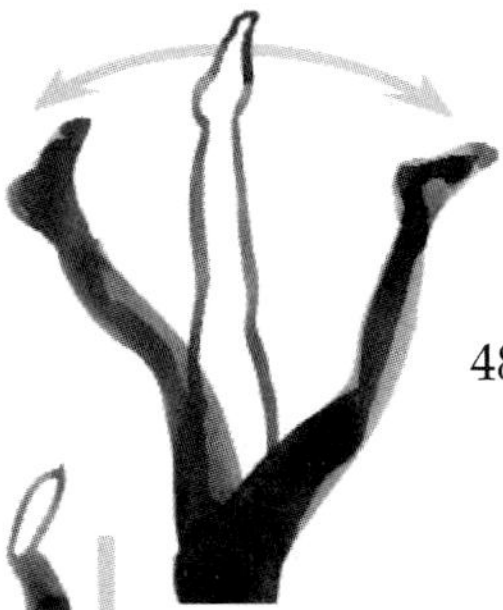

48/2

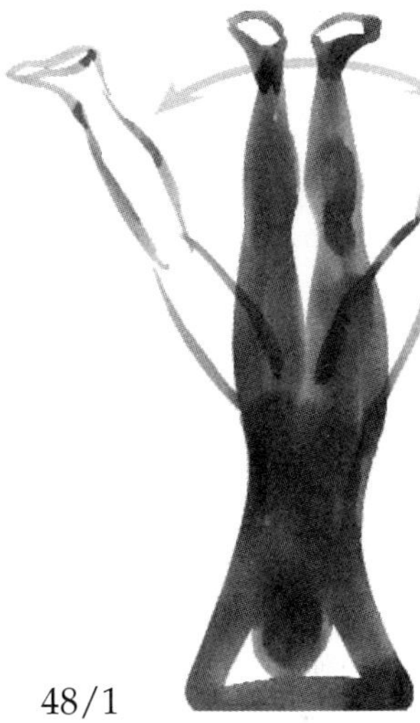

48/1

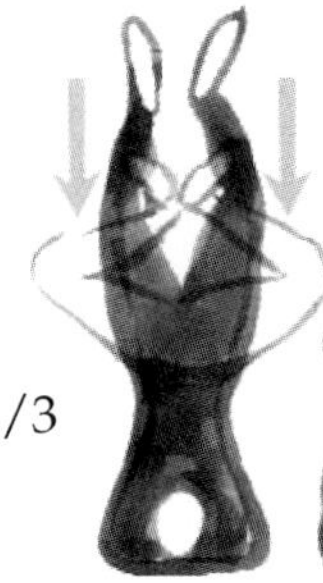

48/3

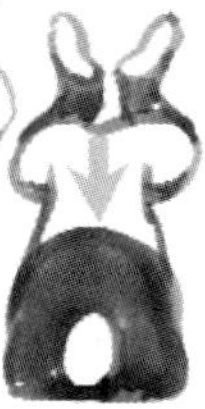

48/4

Beide Arme führen wieder über die Weite nach unten zu einer tiefen entspannten Verbeugung (A). Abschließend aufrichten, die Arme öffnen (E) – (falls ein Kissen mitgeführt wurde, kann das dabei mitgeführt und abgelegt werden) – und locker sinken lassen.

(Vergleiche Aufbau der Chakren – Übungen 28, 46, 49 und 50)

49. Rückenerholung Yang und Yin (eine Minute)

Rückenerholung nach Kopfstand – Wechsel von Yang- und Yin-Übung.

(49/1) Yang-Übung: Einfacher Stand. Die Füße stehen etwas weiter als die Hüftbreite. Während der rechte Arm herausschwingt und das Gewicht nach rechts verlagert wird, wird die ganze rechte Körperseite gedehnt. Das Gewicht bleibt rechts. In dem Maße, in dem der Arm sich seitlich von unten her hebt, wird auch der Rumpf von unten her gedehnt, beginnend schon am Oberschenkel bis hinauf zum Schulterblatt (E-Yang), weit über die Seite bis fast hinüber zur anderen

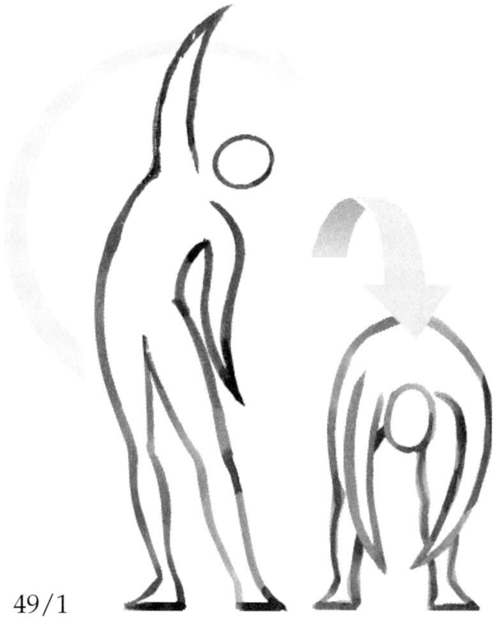

49/1 49/2

Seite. Indem sich der Schultergürtel etwas nach oben wendet, wird der Bereich des Brustbeins geöffnet, sodass auch der Blick leicht nach oben gerichtet ist. Die Wirbelsäule bildet seitlich einen großen Bogen. Bei dieser äußersten Öffnung liegt das Gewicht direkt über dem rechten Bein; sowohl der Bereich des Tan-tiän als auch das Brustbein befinden sich oberhalb der rechten Ferse. Es empfiehlt sich, am Ende der Dehnung nochmals bewusst den gesamten Schultergürtel vom Brustbein aus mit einem Einatmen zu öffnen.

(49/2) Danach (A) wird der gesamte Oberkörper losgelassen, ohne Richtung sackt alles herab, wo es vom eingekippten Becken wieder in der Mitte gut aufgefangen wird.

Ergänzende Yin-Übung: Rücken und Arme hängen entspannt herab. Mit E-Yin wird der Rücken Wirbel für Wirbel aufgerichtet, und die Chakren werden nach und nach geöffnet, zuletzt hebt sich der Kopf. Danach kann sich alles mit A-Yin gelöst entspannen.

In der Gesamtübung – im ersten Teil deutlich E + A-Yang und im zweiten Teil deutlich E + A-Yin – ist es wichtig, diese sich ergänzenden Gegensätze immer direkt miteinander zu verbinden. Die Übung wird dann zur linken Seite hin wiederholt.

(Danach kann die Übung in leicht veränderter Form nochmals ausgeführt werden: dabei stehen die Füße hüftbreit, das Gewicht bleibt in der Mitte.)

50. Atemwelle – Qi Gong (eine Minute)

Atemwelle – Körperwelle: Die Hände »begleiten« die Yin- oder Yang-Atmung (siehe die Grundlagen dazu in Übung 21: »Die Pforten der Energie« aus meinem Buch »Atemübungen – Wege in die Bewegung«)

Grundsätzlich baut sich die Atemwelle von unten her auf und beginnt mit der Erdung. Das Prinzip dabei ist, dass mit dem Ausatmen alle Verspannungen aus dem Körper in die Erde abgeleitet werden, von oben her alles »leer« wird, gelöst sein kann und Raum gibt für das Einströmen der »neuen« Energie. Auch wenn die Luft konkret von oben her einströmt, kommt sie ganz unten an; der Atem wird dort wirksam, der Körper ist bereit(et) durch die Öffnung zur Erde. Im Abschnitt »Reinigung der Chakren« (Seite 73ff.) kann das ausführlich nachgelesen werden.

(50/1) Die Atemwelle beginnt mit einem »Kreisen der Hüften«, während der mittlere und obere Teil der Wirbelsäule einschließlich des Nackens völlig gelöst bleiben. Der unterste Teil der Wirbelsäule wird von den Hüften geführt, das heißt, dass der »gedachte« Hüftkreis über hinten nach unten geht und dann wieder über vorne heraufkommt. Mit A-Yin strömt die Energie die Wirbelsäule abwärts bis zum Ende (Hu-yin = Energiepunkt unter dem untersten Wirbel), und mit E strömt »neue« Energie wieder ein zum Tan-tiän (Energiepunkt, etwa eine Handbreit unter dem Bauchnabel). Da dieses Atmen ganz leise und wie von selbst geschieht, handelt es sich um eine Yin-Energie. Die Hände begleiten diese Energie, indem sie sich während des Einströmens anheben bis in Höhe des Tan-tiän; die Hände sind dabei zueinander gewandt, als würden sie einen kleinen Ball halten. Sobald dieser »Ball« gefühlt wird, können die Hände vor dem Tan-tiän dieses kleine Hüftkreisen in der gleichen Kreisrichtung begleiten, vorne herauf und hinten hinab.

(50/2) Wenn nun die Hände, die ja eine gewisse Energie mittragen, die Richtung des Kreisens wechseln – in diesem Fall gleiten die Hände eng am Körper nach oben (E) und kommen in großem Abstand zum Rücken nach unten (A) – stellt sich unwillkürlich eine Yang-Atmung ein.

(50/3) Wenn sich die Hände beim Heraufkommen (E) bis in die Höhe des Sonnengeflechts seitlich voneinander entfernen, erweitert sich die Yang-Energie. Wenn die Hände mit Druck aufeinander zukommen (A), geht die Atmung mit der Körperwelle tief in die Wurzeln der Erde zurück. Das Ganze kann dann aufgelöst werden, indem die Hände die Energie nach dem Auseinanderziehen breit und gleichzeitig loslassend wieder an die Erde abgeben, sodass die einfache Yin-Atmung der Atem-Körperwelle wieder eintreten kann.

Diese letzte Übung ist eine Qi-Gong-Übung und heißt »Energie ziehen«. Ich habe sie vor einigen Jahren in Peking kennengelernt, ohne dass dabei Art und Weise des Atmens in ihrer seelischen Bedeutung bedacht oder besprochen wurden. So war es spannend für mich, die beiden Abschlüsse des Ausatmens in ihrer Wirksamkeit zu entdecken.

Wie soeben beschrieben, handelt es sich um das Moment des Verwandelns, wo breite Yang-Energie eingeströmt ist und sich sofort in

50/1 50/2 50/3

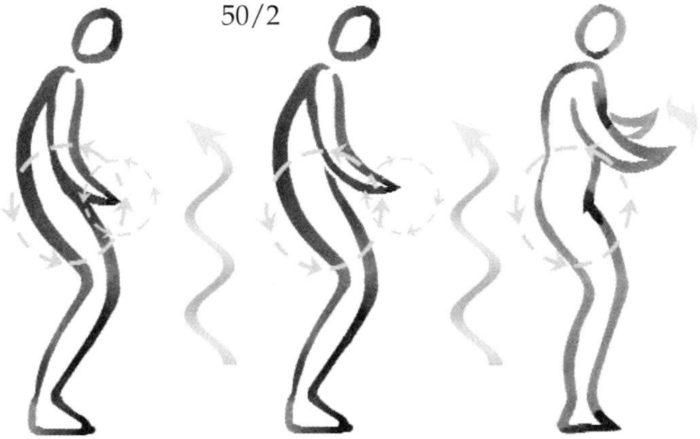

loslassende A-Yin-Energie abgibt (vgl. auch Seite 71f.) »Geheimnis von Wunsch und Wille«). Die zweite Version des Abschlusses ist die, dass nach dem breiten Auseinanderziehen der Hände in Höhe des Solaris Plexus die Hände nach unten gewendet werden und die vorhandene Yang-Energie mit Kraft direkt zur Erde gebracht und mit ihr verbunden wird. Heiße A-Yang-Kraft strömt auch durch die Wirbelsäule, und es ist die Bereitschaft geschaffen, sich dem weiteren Geschehen zu öffnen.

Am Ende dieser Morgenübungen, im Übergang zur Tagesordnung, wird es nochmals wichtig, die eigene seelische Befindlichkeit zu beachten. So können die Übungen mit der gerade gewünschten und benötigten Energie enden, entweder gelöst, leicht und flexibel, oder mit gelassener gesammelter Entschiedenheit.

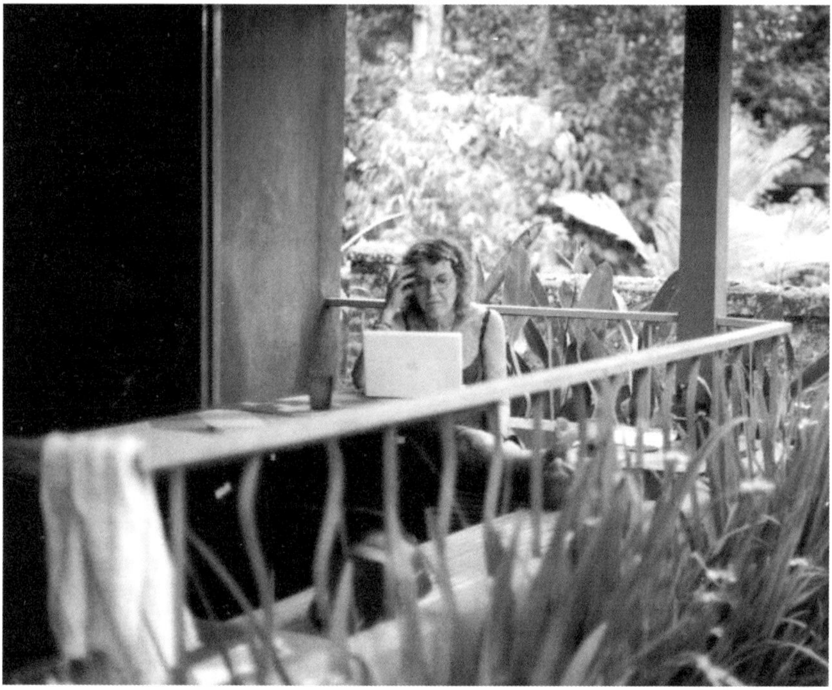

Nachwort

Am Ende blicke ich noch einmal zurück auf das Geschriebene. Es ist ein irritierendes Gefühl, jetzt aufhören zu müssen, wo mich doch die Möglichkeit verführt, weitere und weitere Entdeckungen aufzuschreiben, zumal ich so intensiv am Sammeln bin. Kaum verging ein Tag, an dem ich nicht insgeheim dachte oder während der Arbeit mit den Teilnehmer/innen meiner Kurse ausrief: Dies müsste ich eigentlich noch hinzufügen! Das liegt an dem Prozesshaften meines Lebens, wie auch meiner Arbeit. Ein langer Weg der Niederschrift liegt hinter mir. Es folgt jetzt eine Besinnungspause. Doch sie führt schon in den nächsten Augenblick; die Gegenwart ist bereits dabei, sich in Zukünftiges zu verwandeln. Das ist nicht zu ändern, doch dass die Gewissheit da ist, dass wir an den Veränderungen aktiv beteiligt sind, ist ein Geschenk.

An dieser Stelle möchte ich mich bedanken für die Fülle an Hilfe. Meinem Verleger Volkhard Brandes danke ich für seine einfühlsame Geduld und seine hilfreichen Vorschläge. Meinen Kindern danke ich für Gespräche. Meinem Sohn Nicolas, der mich vor Jahren in die Grundschritte des Computerwesens einführte, danke ich für seine Vermittlung zum Verlag, seine begleitende Hilfe bei der Umsetzung meiner Texte in die Programme meiner Software und für die geduldige Unterweisung, die er immer wieder seiner alten Mutter im zeitgerechten Schreiben erteilte. Hier danke ich auch meinem Sohn Moritz für Nachhilfe in gründlichem Hintergrundwissen während seines Zeitaufwands für die Zeichnungen. Ich bewundere seine große Geduld, die zum Teil komplizierten Übungen zu fixieren. Seiner Freundin Katja Schmid, Journalistin, bin ich dankbar, dass sie mein Geschriebenes so ehrlich und schonungslos korrigierte, wie ich es erbat. Patricia Rissmann-Kolisch danke ich für das fachliche Durchlesen meiner Texte, Andrea Knaack und Heike Riemann, dass sie die Übungen für die Zeichnungen demonstrierten. Der Jungfilmerin Ariadne Ghabèl danke ich einen regen Austausch gegenseitiger Inspiration; während sie mit mir filmte, hatte sie Grundfragen an das Leben, die mich gerade in eigener Sammlung für mein Buch trafen; dank Ariadne hatte ich Ende 2004 vier Wochen auf Bali Gelegenheit, das Wichtigste abzuschließen und nochmals gründlich zu hinterfragen. Ihr und Ulrike von Gemmingen danke ich für die einfühlsamen Fotos, die sie für das Buch zur Verfügung stellten. Vielen Freunden, die ich jetzt nicht einzeln nenne, danke ich ebenfalls für Gespräche und Diskussionen.

Möglicherweise gilt mein stärkster Dank all meinen Schüler/innen in meinen verschiedenen Lebensabschnitten, ganz besonders aber den gegenwärtigen. Ich bin zutiefst bewegt, wenn ich erlebe, wie auf meine tänzerischen Angebote mit großer Offenheit eingegangen, wie auch die verrückteste Idee sofort neugierig und kreativ aufgegriffen wird, und welchem Reichtum an Phantasie und Verkörperung ich beiwohnen darf. Die größten Glücksmomente erlebe ich wohl, wenn ich sehe, wie meine Arbeit Früchte trägt, wenn ich mit Rührung feststelle, wie viel Verwandlung doch möglich war und ist. Es ist das schönste Geschenk für mich, Menschen vor mir zu sehen, die ihre Barrieren abwerfen können und sich in den Prozess der Verwandlung begeben. Für das Vertrauen, das mir entgegengebracht wird, auch in schwierigen Lebensphasen, fühle ich mich geehrt und geachtet.

Wenn ich bei den Menschen, mit denen ich lebe und arbeite, den großen Reichtum bestaune, der sich in ihnen auftut und der ihnen zum Geschenk wird, bin ich sehr belohnt. Und dass ich immer wieder von Unbekannten höre, die auf der von mir entwickelten Basis ihre eigenen Entdeckungen machen können, erfüllt mich das mit Dankbarkeit. Es lässt mich demütig sein und hoffnungsvoll in dem Gedanken, dass jeder Mensch in jeder Minute seines Lebens lernen kann.

Exkurs

Ausdruckstanz und tanztherapeutische Ausbildung

Hier möchte ich diejenigen ansprechen, die an einer Ausbildung zur/zum Tanztherapeutin/en interessiert sind. In verschiedenen Teilen der Welt sind im Lauf des letzten Jahrhunderts Ausbildungen entstanden. Momentan gibt es Bemühungen, die Standards der maßgeblichsten Ausbildungsmodelle einander anzugleichen. Das bedeutet, dass an dieser Stelle für Deutschland nur das genannt werden kann, was zum heutigen Zeitpunkt hier verbindlich ist. Es gibt einen Dachverband, der sowohl diese Standards regelt als auch für Lobby und Durchsetzung dieser neu installierten Therapie zuständig ist, den Berufsverband der Tanztherapeut/innen Deutschlands (BTD eV).

Während in anderen Ländern die Ausbildung zur/zum Tanztherapeutin/en zum Teil universitär geregelt ist, sind es in Deutschland bisher acht private Institute, die sowohl berufsbegleitende Fortbildungen anbieten als auch die Aufbaustufen bis zum BTD-anerkannten Abschluss mit der Bezeichnung »Tanz-und Bewegungstherapeut/in«. Da alle Institute einer regelmäßigen Prüfung durch den BTD unterliegen, ist das Niveau der Standards für alle gleichwertig garantiert. So ist es sogar möglich geworden, mit der Grundstufe eines Instituts bei Bedarf und Wunsch die Aufbaustufe an einem anderen Institut zu absolvieren, wenn das auf Grund besonderer Umstände gelegen kommt. Trotz der gleichwertigen Standards hat jedes Institut doch einen eigenen Einstieg und Charakter, bedingt durch die jeweiligen Leiter/innen. Diese Vielfalt ermöglicht auch die individuelle Wahl seitens der Teilnehmer/innen.

Das Frankfurter Institut für Tanztherapie (FITT e.V.), das ich vor zwölf Jahren mitbegründete, zeichet sich dadurch aus, dass es ein Leitungsteam von sechs verschiedenen Fachfrauen hat. Einen Schwerpunkt bildet dabei der Ausdruckstanz und die hochgradige Wichtigkeit der Atmung, was meinen Beitrag dazu ausmacht. Sowohl die Grundstufe in Frankfurt am Main, die ich vor zwanzig Jahren gemeinsam mit Jacqueline Mayer-Ostrow gründete, als auch die Grundstufe, die ich vor fünf Jahren als Basisgruppe Berlin ins Leben rief, sind vom BTD anerkannte Grundstufen, deren Teilnehmer/innen meist in die Aufbaustufe des FITT übergehen, aber auch in die Aufbaustufen anderer Institute aufgenommen werden. Die Grundstufe ist jeweils die Voraussetzung zu einer Weiterbildung.

Als Vertreterin des Ausdruckstanzes liegt mir nun daran, einen Punkt bewusst hervorzuheben. Ausdruckstanz ist nicht mit Therapie gleichzusetzen, und doch können während einer spontanen kreativen Improvisation durchaus Gefühle aufsteigen, die überraschen und möglicherweise unbestimmte Ängste auslösen. Der/die jeweilige Leiter/in sollte aufmerksam das Geschehen verfolgen. Als Wichtigstes erscheint mir, vor jeder Improvisation eine grundsätzliche Vertrauensebene zu schaffen, ein Vertrauen zum eigenen Körper wie zum/zur achtsamen Leiter/in herzustellen. Besonders anfänglich sind einfache und klare Anweisungen notwendig und hilfreich.

Aber neben der Freude an der Improvisation gibt es zuweilen überraschende Entdeckungen und Erkenntnisse über bisher Unbekanntes. Es können neue Einsichten und – mit Hilfe von Reflektion und Bewusstwerden (begleitet von dem/der Leiter/in) – therapeutische Verwandlungen entstehen. Diese Grundkenntnis möglicher Grenzüberschreitungen bildet einen wesentlichen Gesichtspunkt bei der Ausübung von so genanntem kreativen Tanz und speziell beim Ausdruckstanz. Alle, die sich aus diesem Tanzen heraus entschließen, selbst tanztherapeutisch zu arbeiten, bewegen sich in einem Grenzgebiet von Selbsterfahrung und tanztherapeutischem Lernen. Wer sich entscheidet, selbst einmal Kurse in Tanz anzuleiten, sollte sich das bewusst machen; auch wenn die Teilnehmer/innen vorerst lediglich aus Lust zum kreativen Tanz gekommen sind.

Der/die Anleiter/in sieht zwar sowohl das Rein-Schöpferische als auch das Gestalterische, erkennt aber auch tiefere Erlebnisschichten. Es gehört zu der Aufgabe eines Anleiters oder einer Anleiterin, eine kreative Gestaltung des gerade lebendigen Themas zu ermöglichen. Verantwortung und Befähigung, jemanden seelisch aufzufangen, muss auf jeden Fall vorhanden sein, sodass anschließend auch gesprochen und reflektiert werden kann. Dabei kann angesprochen werden, was an Fragen oder aufkeimenden Einsichten im Raum steht.

In einer ausgewiesenen tanztherapeutischen Fortbildung muss unbedingt klargestellt werden, dass im einfachen kreativen Tanz, der im besten Sinne ein Ausdruckstanz ist, der Bezug zum Tanztherapeutischen vorhanden ist. Dies sollte deutlich gemacht, sowie auf Möglichkeiten zu tieferer Bearbeitung wie auch – bei erstem Lernen – zu weiterer Ausbildung hingewiesen werden. Alle, die sich für den tanztherapeutischen Weg entscheiden, sollten ihre Ausbildung mit einer Einzeltherapie begleiten, um sich persönlicher Probleme bewusst zu werden. Fort- und Ausbildungsgruppen sind Lerngruppen. Sie sind kein Ersatz für eine Eigentherapie, auch wenn Gefühle sich durchaus äußern dürfen und es sich um Selbsterfahrung handelt. Eine reine Therapiegruppe hat zum einen andere Intentionen und zum anderen eine andere Struktur.

Die Aufbaustufe einer Ausbildung zum/zur Tanztherapeuten/in hat deshalb eine Grundstufe zur Voraussetzung, in der dieses Grenzgebiet zuvor langsam begangen wird. Diese Grundstufe ist da, um sich einerseits selbst kennenzulernen und andererseits die verschiedenen Zugänge zur Tanztherapie. Damit klärt sich allmählich die eigene Richtung, und die eigenen Standpunkte und Stärken werden bewusst. Die Orientierungsstufe hat deshalb in erster Linie die Selbsterfahrung zum Ziel, die gebraucht wird, um mit anderen umgehen zu können. In der Aufbaustufe, die mit einem Abschluss endet, liegt der zusätzliche Schwerpunkt auf fundiertem theoretischen Wissen und einem geforderten Anteil an Praktikumserfahrung.

Adressen:

F.I.T.T. e. V. – Frankfurter Institut für Tanztherapie
Schneckenhofstraße 20 H 2
D-60596 Frankfurt am Main. Tel. 069–61 60 58
RIT (Rahmen und Inhalte der Tanztherapie) Basisgruppe Berlin
info: fe@fereichelt.de
j.mayer-ostrow@gmx.de
Anmeldung und Infomaterial: peterkolisch@ts-goldengate.de

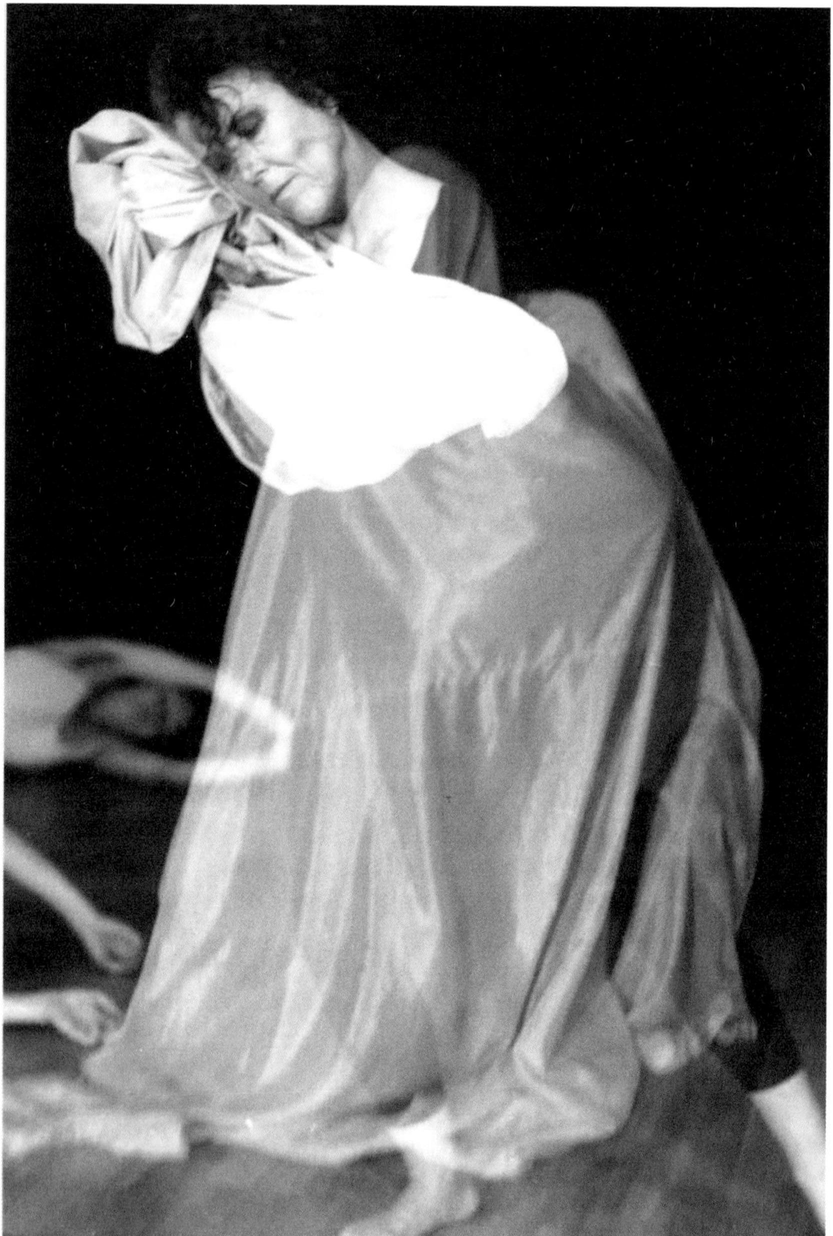

Anhang

Weiterentwicklungen von Übungen

Für diejenigen, die schon mit Fe Reichelts Buch »Atemübungen – Wege in die Bewegung« in die Übungen eingestiegen waren, soll hier vermerkt werden, welche Übungen inzwischen mit den 50 Morgenübungen weiterentwickelt wurden:

»Atemübungen – Wege in die Bewegung«	50 Morgenübungen
Übungen 15, 16 und 17	Übung 45
Übungen 3, 4, 5, 6	Übung 28
Übung 13, 20	Übungen 41, 49
Übung 14	Übung 29
Übung 21	Übungen 45, 50

Fachausdrücke aus dem Ballett

battement (= »Schlagen«) . . gestrecktes Bein in die Höhe hebend
demi-plié . . . . »halbe«, kleine »Beugung« siehe »plié«
développé . . . . »Entwicklung« aus gebeugtem zu gestrecktem Bein
élevé . . . . Erhebung aus leicht gebeugtem Knie bis auf den Fußballen
flex . . . . »bieg«sam, angewinkelter Fuß
frappé . . . . »Schlagen« oder »Klopfen«
grand battement . . . . gestrecktes Bein weit in die Höhe werfen
grand-plié . . . . »große« tiefe Kniebeuge; siehe »plié«
plié . . . . Kniebeuge
tendu-battement . . . . gestrecktes Bein wird mit der Fußspitze am Boden gehalten

Die sieben Chakren

Pai-hui	Scheitel
Yin-tang	Stirn
Jen-ying	Nacken, Stimme, Kehle, Hören; Kommunikation
Ch'üeh-p'en ...	Brustbein, »Schlüssel«bein, Herz
Tan-chung	Sonnengeflecht, Solar plexus
Tan-tiän	Zinnoberfeld (eine Handbreit unter dem Bauchnabel)
Hui-yin	tiefstes Energiefeld

Symbolische Körperzonen der acht Urkräfte (I Ging)

Das Schöpferische, der Himmel	Kopf, Gehirn
Das Empfangende, die Erde.	Bauch
Das Erregende, Bewegung	Fuß
Das Sanfte, Eindringende	Bein, Oberschenkel
Das Abgründige, Melancholie	Herz, Ohr, Rücken
Das Haftende, Abhängige, Schein, Feuer ...	Auge
Das Stillehalten, der Berg	Hand und Finger
Das Heitere, Freude	Mund und Zunge

Literaturhinweise

Verschiedentlich wird Bezug genommen auf bereits erschienene Veröffentlichungen von Fe Reichelt. Hier die genauen Angaben:

Ausdruckstanz und Tanztherapie. Theoretische Grundlagen und ein Modellversuch. Brandes & Apsel Verlag: Frankfurt am Main 1987, 6. Aufl. 2004

Atem, Tanz und Therapie. Schlüssel des Erkennens und Veränderns. Brandes & Apsel Verlag: Frankfurt am Main 1990, 2. überarbeitete Aufl. 1993

Atemübungen – Wege in die Bewegung. Yin und Yang im Tanz entdecken. Brandes & Apsel Verlag: Frankfurt am Main 1993

Bildnachweis

Umschlag:

Ulrike von Gemmingen: Titelbild und Porträtfoto auf der Umschlagrückseite (2003)
Ursula Hillmann: Foto vordere Innenklappe (1991)
Ariadne Ghabèl: Fotos hintere Innenklappe (Bali 2004)

Innenteil:

Moritz Reichelt: Zeichnungen S. 87-133
Ulrike von Gemmingen: Fotos S. 8, 16 oben links (2003);
S. 17 (während einer Probe 2004);
S. 18, 19, 20, 34, 46, 62 (im Solo »Grenzgänge« 2004);
S. 70, 76 (2004)
Ariadne Ghabèl: Foto S. 16 unten, 134 (Bali 2004)
Barbara Haum: Foto S. 140 (in der Tanztheateraufführung »... und fast haben sie gesungen« 1996)
Volkhard Brandes: Foto S. 16 oben rechts (Berlin 2004)